平凡社新書
932

「腸寿」で老いを防ぐ

寒暖差を乗りきる新養生法

松生恒夫
MATSUIKE TSUNEO

HEIBONSHA

「腸寿」で老いを防ぐ●目次

はじめに……9

序章　まずは腸を知ることから……15
腸の機能と健康について
腸のリズムを知ろう
朝の腸の大ぜん動とは
便秘についても

第1章　気候の変化に〝腸〟も悲鳴を上げている……31
日本の気候の変化と平均気温の変化
気候の変化と健康について
季節病という捉え方
気候の変化に対応しきれなくなった
腸疾患はどのように変化したか

第2章　唱えられてきた養生法とは……45
養生法は東洋・西洋でどう捉えられてきたか

江戸時代に広まった日本の養生法
『養生訓』にみる四季の過ごし方
今後、四季をどう過ごすべきか

第3章 季節のここを注意しよう……57
季節によって変化するさまざまな症状
春ナシ症候群からみてみよう
梅雨時症候群とは
猛暑症候群には、とくに注意が必要
疲れのでやすい秋ナシ症候群
人為が招いた冬の底冷え症候群
冬から春の季節の変わり目も要注意

第4章 春バテ・秋バテに起きやすい胃症状……83
とくに春・秋に多い胃症状
慢性胃炎と機能性ディスペプシアとの違いとは
春バテに対処する

秋バテの対処法とは

第5章　高温多湿による食の変化に対応する……99
二〇一八年の猛暑日と真夏日
発酵食——甘酒で腸内環境・免疫力アップ
なぜ、麴菌が良いか——広島大学の研究
日本人の腸と麴菌
ラブレ菌は腸で生き抜く力が強い
腸内フローラとメタボの関係

第6章　キーワードは「腸冷え」を防ぐこと……117
なぜ冷えると腸の動きが悪くなるのか
大腸の動きが悪くなっておこる状態とは
腸をあたためる食材が大切
冬に抵抗力をアップさせる食材

終　章　新たな養生法を知って〝腸寿〟を目指そう……141

暦の上での四季と、いまの季節感はどれだけ違うか
長寿地域で暮らす人々の四季の食事をみてみよう
四季を通して腸を守る発酵食の微生物
味噌の重要性をあらためて考える
ビフィズス菌と乳酸菌の違いとは
毎日の大麦(スーパー大麦)生活が四季を通して健康に
新伝統食のススメ

あとがき……………184

はじめに

誰もが健康で長生きしたいという思いは、あるものです。とくに、最近では人生一〇〇年時代（一〇〇歳長寿）という言葉が当然のように使われるようになってきました。

最近のデータ（二〇一九年九月一五日時点の住民基本台帳）によると、一〇〇歳以上の方が六万九七八五人もいるのです。日本人の平均寿命は男性八一・二五歳、女性八七・三二歳（厚生労働省。二〇一八年）と、世界でもトップクラスの長寿（＝腸寿。腸のコンディションがよい人＝健康な人）の国になっています。

まさに、誰もが一〇〇歳まで生きるのも夢ではなくなってきたのです。

人間の体には、恒常性（ホメオスタシス）という大きな機能があります。これは簡単にいえば、人間の体を常に一定の状態に保つことです。つまり、人間を健康な状態に保つ機能が存在するということになります。

具体的な例をあげると、気温が上昇し、体温にも影響が出そうだと体が感じたら、汗を出して体温を調節します。さらに、体に病原菌などが侵入した際には、発熱、嘔吐、下痢などの症状が出現しますが、それは、その病原菌に対して、体が反応している証明なのです。

このように人間の体には、体内環境が変化したら、それを元の状態に戻そうとする機能が備わっているのです。

恒常性は体内の水分、体温、血液やリンパ液などの浸透圧やpH（水の性質を知る一つの目安）などをはじめ、病原菌の排除や傷の修復、さらには加齢による体調の変化にまで及んでいます。

つまり人間の体には、健康を維持してくれるような機能が自然と備わっているのです。しかし、それは、体のコンディションが整っている時に限られます。

毎日のように、腸のトラブルをかかえた患者さんを診察していますと、便秘や下痢など腸のコンディションが悪い人が多数存在し、年々、増加傾向にあることがよくわかります。

このような人々は、日々の健康状態があまりよくないことも多いのです。

二〇一六年の国民生活基礎調査によれば、日本には便秘に悩む人が、人口一〇〇〇人当たり、女性で四五・七人、男性で二四・五人もいるのだそうです。

これは、国民のおよそ五〇〇万人以上もの人が、腸のコンディションを損なっていることになります。

腸のコンディションがよくなければ、腸の病気にかかる可能性も必然的に高くなるでしょう。

国立がんセンターがん情報サービス「がん登録・統計」によれば、結腸癌と直腸癌をあわせた大腸癌に罹患している人は、男女あわせて約一四万人（二〇一五年）と年々増加しています。一九七五年には一万八〇〇〇人ほどでしたから、この四〇年で七・七倍に増えたことになります。また女性の場合（二〇〇三年以降）、大腸癌は癌死の一位、さらに男性は三位と、常に上位にあるのです。

腸の病気にならないまでも、腸の不調、便秘、下痢などの症状は、精神面にまで影響をおよぼすことがあり、精神的な不調を生じさせてしまうことすらあるのです。

さらに、最近の季節や気候の変動をみてみますと、五〇年前とは明らかに異なっています。

そして、この季節や気候の変動に、腸や体がついていけない人が、多数存在するのです。このような状況がくるとは、誰もが予測しなかったことです。また病気の内容も変化してきています。そこで、日々を健康に過ごすための方法を考えなくてはなりません。


ところで、長寿をまっとうするために、四季のなかでどのように健康的に過ごすか、つまり「養生法」という東洋医学の考え方は、江戸時代に『養生訓』を書いた貝原益軒のころから盛んに言われるようになりました。

しかし、季節も生活も変わるいま、いままでの養生法が通用しなくなっているのです。そこで、これまでの養生法と比較して、最近の季節・気候にあわせた食生活や日常生活について、いまのところ判明している範囲内で良い方法を提案したいと思いました。

腸のコンディションを整えるということは、体の恒常性を保つ、つまり健康で長生きするために非常に重要なのです。

腸が健康であることは、元気で長生きにつながる。それはまさに長寿＝腸寿と呼んでよいといえるでしょう。

そして最近の季節や気候の変動に対して、新たな養生法を知って、日本の四季を通した食材を見直すことで、上手に良好な腸ライフを手に入れていただければ幸いです。

序章

まずは腸を知ることから

腸の機能と健康について

「腸」は大きく分けると小腸と大腸があり、それぞれの役割があります。

小腸は、十二指腸、空腸、回腸で構成され、おもな役割は、胃で消化された食べ物をさらに消化し、栄養素を吸収することです。

食べた物は四時間くらいかけて小腸を通過し、この間に主要な栄養素はほとんど吸収されます。免疫のはたらきを担うのは、おもに小腸で、全身のリンパ球の約六〇パーセントが小腸の腸管に集中しています。具体的な働きは次の三つになります。

①食べ物のカスを消化・吸収する
②残りカスをぜん動によって大腸へと運ぶ
③病原菌などの異物を攻撃する（免疫）

大腸は、結腸（盲腸・上行・横行・下行・S状）と直腸からなる器官で、おもに排泄をおこないます。小腸で吸収されずに残った食べカスは、ドロドロの液状または半固形の状態になって大腸に送られ、一般的に一八時間以上かけて結腸を通過します。その間に、少しずつ水分やミネラルが吸収され、残ったカスは次第に固まって便となり、直腸に下りてきます。ある程度の量の便がたまったところで便意がおこり、排泄されるのです。

食べ物のなかに含まれる食品添加物や残留農薬などの有害成分、体内で生まれる毒素の多くも、老廃物となって大腸にたどり着き、便となって体外に出ます。

悪玉菌、善玉菌などの腸内細菌がすみついているのはおもに大腸で、腸内フローラ（腸内細菌叢）のバランスを整える、免疫を増強するなどの作用があります。ただし、腸内環境が悪化すると、毒素や発がん物質をつくりだしてしまうこともあります（注：腸内環境は、①食事、②腸管機能〔腸管運動〕、③腸内フローラの三つの要素で構成されています。「腸内環境＝腸内フローラ」ではありません）。

具体的なはたらきをまとめると、次の二つになります。

①残りカスから水分やミネラルを吸収する
②さらに残ったカスや老廃物を便にして肛門へと運び、排泄する

腸のリズムを知ろう

腸のリズムを知るためには、体内時計について理解しておくとよいでしょう。

人間の体は、体内時計でコントロールされていることは誰もが知っていることだと思います。

おもに、次に挙げる四つの項目が重要になります（「エイジング研究の最前線〜心とからだの健康学 日経サイエンス編集部編」〔別冊日経サイエンス 二〇〇四年〕参照）。

①第一の時計（インターバル・タイマー）
インターバル・タイマーとは、いわば経過時間をはかる時計のことです。

この働きは、大脳基底核（大脳皮質と脳幹などを結びつけている神経核の集まり）に存在する線条体（大脳基底核の構成要素の一つ）に存在する神経細胞によって、知

覚・記憶・思考をコントロールする大脳皮質との協同作用でおこなわれているとされています。

ウィスコンシン医科大学のステファン・ラオ氏は、たとえば運転中に次の信号が黄色なら、黄色になってからの経過時間と、記憶にある黄色信号の長さとを比較し、それからブレーキを踏むか、そのまま走り抜けるかを判断する時に用いられる時間の感覚とのべています。

これは、ストップウォッチとある意味同じ機能で、学習しながら時間の間隔を調整していることになります。

②第二の時計（体のなかの二四時間リズム）

体のなかの二四時間リズムをきざむのは、概日《がいじつ》時計（サーカディアン・クロック。体内時計）と言われ、人間の体を地球の自転で生じる昼夜の周期と同調させています。

この時計は、夜に眠り、朝に目覚めるという毎日の習慣をプログラムするのに役立っています。この周期で、夜間の排尿・排便は抑制されていますが、朝になると再び活発になるのです。

この体内時計の中枢と考えられてきたのが、脳の視床下部にある視交叉上核《しこうさじょうかく》（SCN）という細胞集団です。

たとえば体温は、毎日午後遅くか夕方早くにピークに達し、起床する数時間前にもっとも低くなります。血圧においては上昇し始めるのが、おおよそ午前六時から七時の間で、この時間に血圧がもっとも高くなるのです。

またストレスホルモンであるコルチゾールの分泌は、夜よりも朝の方が一〇から二〇倍も多いといわれています。

視交叉上核が体内時計をつかさどる中枢を担うことに加えて、血圧、体温、活動レベル、覚醒度などのリズムを駆動していることが明らかになってきたのです。のちに紹介する腸のリズムについても同様です。体のさまざまな機能を昼夜の周期に同調させているのです。

③第三の時計（四季をつかさどる）

ほとんどの動物は、ある程度明確な季節周期を持っています。毎年決まった時期に移動、冬眠、交尾などをおこなっています。

季節周期も、昼と夜の長さをはかる体内時計により管理されています。脳の視交叉上核に加え、松果体《しょうかたい》（睡眠と行動をつかさどる生理的な現象の概日リズムの最高中枢）が暗さを感知し、メラトニンなどの睡眠を促進するホルモンを分泌するのです。たとえば、ハムスターは一日の明暗の長さが一二時間か一二時間一五分なのか、そのわずか一五分の違いを区別できるのだそうです。

しかし、現代文明が人類から季節に対する感受性を奪い去ってしまいました。人間は眠る時刻が変わっても、一年中、同じ時刻に起きる傾向があることが明らかになっているそうです（たとえば、夜一二時に寝ても夜更けの二時に寝ても、朝七時に起きる）。

その結果、とくに緯度の高い地域では、冬になると夜明けの二、三時間前（たとえば、白夜の夏場の夜明けが六時なのが、極夜の冬場は八時から九時頃となる）に目を覚ます人が多くなるのだそうです。こうなると、夏場と冬場で睡眠時間が同じであったとしても、冬は暗い時間帯に起きてしまうのです。

そのような人たちの睡眠覚醒周期は、光の合図とは時間帯がずれてしまうこともあるとされています。

つまり、冬季うつ病などと呼ばれる病気は、日照時間と日常生活が一致していないことで説明が可能なのだそうです。

アメリカでは、一〇月から三月までの数ヶ月間に、成人の二〇人に一人が季節性の感情障害を認め、体重増加や無気力、疲労などの抑うつ症状を訴えることが報告されています。

これは、人類の季節周期の痕跡ともいえるかもしれません。この第三の時計に腸が反応しているかどうかはまだ解明されていませんが、腸の働きは季節によっても変動するのです。

④第四の時計（寿命）

現在のところ、寿命をはかる時計は細胞分裂時計ではないか、といわれています。この時計は、細胞分裂の回数を記録するのです。人間の正常な体細胞が分裂する回数にも限界があるらしい。細胞分裂の回数を規定する要因としては、長寿遺伝子といわれているテロメアが提示されています。

ロックフェラー大学のデ・ランゲ氏は、テロメアがある一定の長さより短くなると細胞が老化するとしています。また他の因子の研究も進行中といわれています。

このように、人間の体は四つの時計でコントロールされているのです。

朝の腸の大ぜん動とは

腸にもリズムがあります。そして腸にとって大事なのは、朝です。

私のクリニックでおこなっている、便秘外来を訪れる患者さんの生活習慣を調査してみました。その結果、一日の食事回数が少ない人が多く、二回以下の人が四〇パーセントを上回り、なかでも朝食抜きの人が大変多いのに驚かされました。

図1　腸と自律神経のリズム

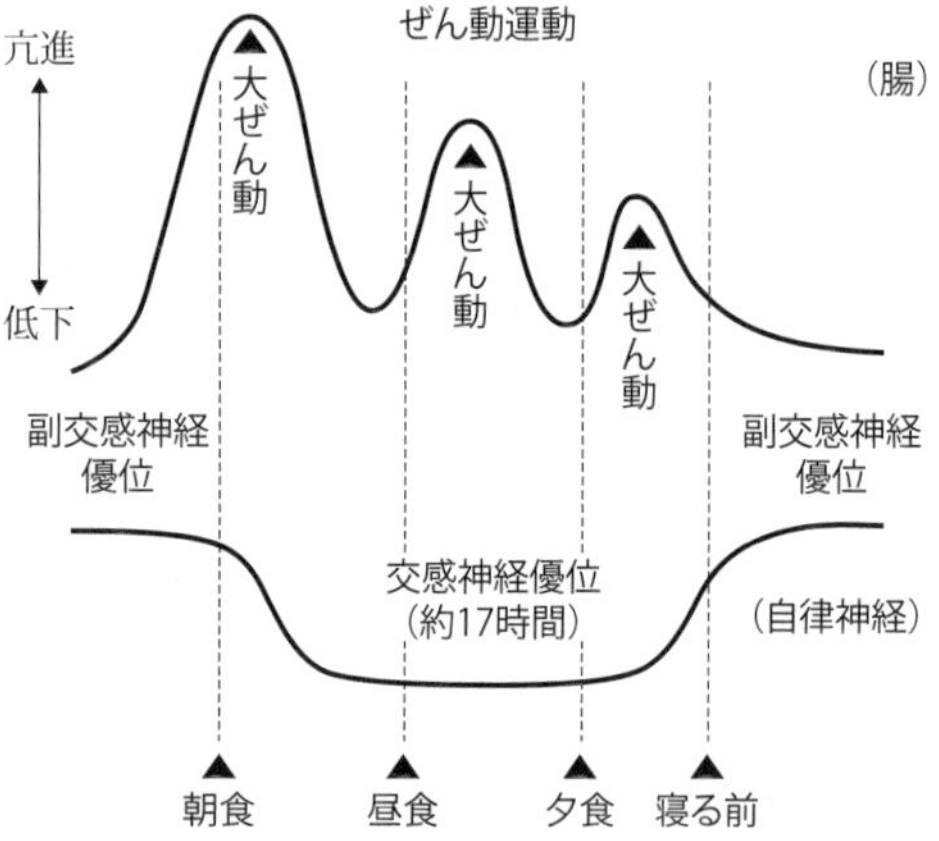

必要なエネルギーは昼食や夕食で補えばいいし、朝食を抜いたほうがダイエットにもなっていいのでは、と考える人も少なくないようです。

しかし、腸の専門医の立場からは、朝食抜きをおすすめすることはできません。というのも、排便にとても重要な「大ぜん動」と呼ばれる大腸の収縮運動がもっとも強くおこるのが、朝だからです（図1）。これはある意味、大ぜん動は体内時計でコントロールされているからです。

この大腸の収縮運動は、胃に食べ物が入り、「胃・結腸反射」がおこることによってひきおこされます。朝食を摂らないと、大ぜん動がタイミングを逃し、その結果、便秘などの腸の不調をひきおこしてしまうのです。

また、朝食抜きダイエットは、腸のはたらきを助ける食物繊維の不足にもつながります。現在、日本人の一日平均の食物繊維摂取量は一三から一四グラム前後といわれており、一食抜くと、食物繊維の摂取量が一〇グラム前後まで低下することがわかっています。

厚生労働省の「食事摂取量」では、一八から四九歳の女性の理想的な食物繊維摂取量は二〇から二一グラム、同年代の男性は二六から二七グラムとされています。朝食を抜いてしまうと、その半分以下しか摂れないことになってしまうのです。

ポイントとしては次の三つのことが重要でしょう。

①朝は腸の大ぜん動が強くおこる時間帯（体内時計によるコントロール）
②朝食は大ぜん動と排便を促す重要な食事
③朝食を食べないと、食物繊維の摂取量も低下、大ぜん動がおきづらい

便秘についても

最後に腸の不調で多い、便秘についてです。

便秘には、旅先などで一時的に便が出なくなったなどの一、二日の短期間のうちにおこる急性便秘と、常に便秘があってお腹がすっきりしない状態がダラダラと続く慢性便秘の二つがあります。

「常にお腹が張る」、「排便後にすっきりしない」という不快感に悩まされるようになったら、慢性便秘の可能性が高く、要注意です。根本的に生活習慣を変えないと、ますます悪化し、体に老廃物を溜め込むことによって、全身にも悪影響が出てくるからです。

医学の世界では、「何日間排便がなければ便秘である」といった明確な定義はありませんが、ここ最近、慢性便秘のガイドライン（『慢性便秘症診療ガイドライン２０１７』）が出版され、次のように定義されました。

「本来、体外に排出すべき糞便を十分量かつ快適に排出できない状態」としています。

また、便秘症とは便秘になる症状が出現し、検査や治療を必要とする状態とされています。

この症状としては、排便回数の減少による腹痛、腹部膨満感や硬便による排便困難、過度の怒責《どせき》（いきみ、とも。排便時などに、下腹部に力を入れること）、便排出障害によるもの（たとえば、軟便でも排便困難、残便感とそのための頻回便）などが指摘されています。

さらに、便秘は、症状から排便回数減少型と排便困難型に、病態から大腸通過正常型、大腸通過遅延型、便排出障害に分類されます。

ではここで、このガイドラインから慢性便秘症の診断基準を提示したいと思います。

「便秘症」の診断基準

以下の六項目のうち、二項目以上を満たす。

a．排便の四分の一超の頻度で、強くいきむ必要がある
b．排便の四分の一超の頻度で、兎糞状便または硬便（ブリストル便形状スケールでタイプ一か二）である
c．排便の四分の一超の頻度で、残便感を感じる
d．排便の四分の一超の頻度で、直腸肛門の閉塞感や排便困難感がある
e．排便の四分の一超の頻度で、用手的な排便介助が必要である（摘便・会陰部圧迫など）
f．自発的な排便回数が、週に三回未満である

また、「慢性」の判断基準は、

g．六ヶ月以上前から症状があり、最近三ヶ月間は前出の基準を満たしていること

＊（日本消化器病学会関連研究会　慢性便秘の診断・治療研究会編：慢性便秘症診療ガイドライン2017、南江堂刊）より引用

何かわかりづらい診断基準です。この診断基準で、慢性便秘症と診断しているのでしょうか。

以前、診断基準が存在しない時、消化器病医の共通概念として、二、三日排便がなくても、自覚症状がなければ、便秘とはいわない、というものでした。こちらのほうが、一般の人々にとっては、わかりやすいような気がするのですが……。

一般的には、排便が週に一ないし二回程度で、先に紹介したように、「なかなか出ない」、「お腹が張っている」などの苦しさがあれば、便秘だと考えます。

このような症状が長期にわたって持続すれば、腸寿＝長寿を保てなくなるでしょう。

第1章

気候の変化に〝腸〟も悲鳴を上げている

日本の気候の変化と平均気温の変化

気象庁によれば、日本の平均気温は、一八九八（明治三一）年以降では、この一〇〇年あたりで、およそ一・二一度も上昇しているのだそうです。

とくに、一九九〇年代以降、高温となる年が頻繁に出現しました。

日本の気温上昇が世界の平均と比較して大きいのは、地球温暖化による気温の上昇率が比較的大きい北半球の中緯度に位置しているためと考えられているのだそうです。

その結果、気温の上昇にともなって、真夏日（一日の最高気温が三〇度以上の日）、熱帯夜（夜間の最低温度が二五度以上の夜）、猛暑日（一日の最高気温が三五度以上の日）が増加し、冬日（一日の最低気温が〇度未満の日）は少なくなっているのだそうです。

二〇一八年の東京の気象庁のデータをみますと、三五度以上の猛暑日は一二日間、真夏日は六八日間、平均気温三〇度以上の日は一一日間、夜間の最低気温二五度以

図 2A　日本の夏の平均気温は緩やかに上昇している

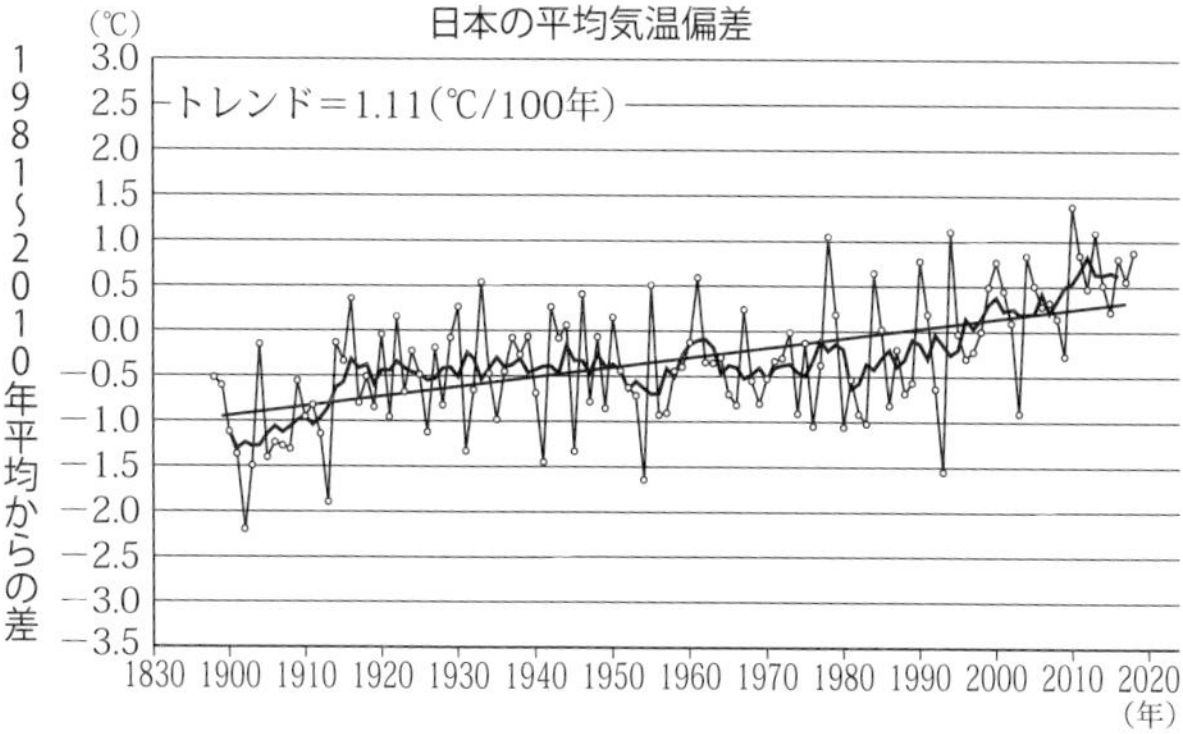

※日本の夏の平均気温偏差・気象庁データより

図 2B　夏の猛暑日は明らかに増加

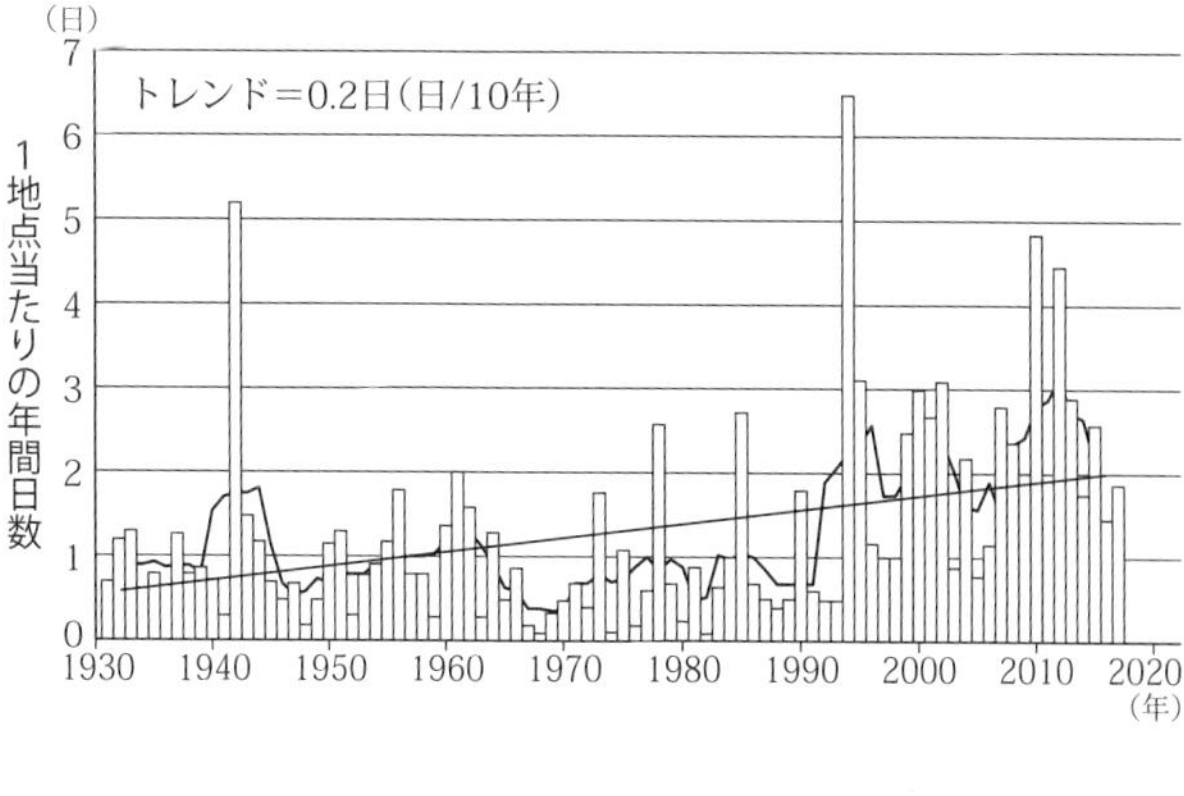

上の日（いわゆる熱帯夜）は四二日間というデータでした。

私が小学生だった昭和四〇年代のころは、夏に三〇度以上になると、暑いと感じる日が何日かはありましたが、三五度以上になる日など、まずなかったと記憶しています。


気象庁のデータから、日本の平均気温の経年変化をみてみますと（図2A・2B）、二〇一七年の日本の年平均気温の一九八一から二〇一〇年の平均基準における偏差は、プラス〇・二六度（二〇世紀平均基準における偏差はプラス〇・八六度）でした。

日本の年平均気温は、長期的には一〇〇年あたり約一・一九度の割合で上昇しており、とくに一九九〇年代以降、高温となる年が頻出しているのだそうです。

この結果、何が生じたかというと、〝春ナシ〟〝秋ナシ〟〝いきなり夏〟、そして冬という極端な気象条件のもとに生活しなければいけない状況下におかれるようになってしまったのです。

	温暖化による環境変化	人の健康への影響
直接影響	① 暑熱、熱波の増加	① 熱中症の増加、胃腸障害の増加　停滞腸の増加
	② 異常気象の頻度、強度の変化	② 障害、自律神経失調症などの増加
間接影響	① 水、食物を介する伝染性媒体などの拡大	① 下痢や他の感染症の増加
	② 海面上昇による人口移動や社会インフラ被害	② 障害や各種感染症リスクの増大
	③ 大気汚染との複合影響	③ 喘息、アレルギー疾患の増加

IPCC (2001) Climate Change 2001（IPCC 第2作業部会　第3次評価報告書）より引用　一部変更・加筆

気候の変化と健康について

いまから五〇年前、現在ほど気温が変化しなかった時代と比較して、現代では、おこりうる病気も変化しつつあります。

まず気候の変化によって、冬は大陸からの寒気の吹き出しが弱まって、雪の量が減少しました。そして夏には、モンスーンが強まり、雨の多い地域はさらに多く、少ない地域はさらに減少するなどの変化が生じているのだそうです。

この結果、熱射病などの熱中症が増加したり、媒介動物が増加するなど、感染症にかかりやすい要因が増加したりして、胃の機能障害、腸管機能の障害など消化管障害がおこりやすくなったのです。

参考のために、環境省がおこなった「地球温暖化の感染症に係る影響に関する懇談会『地球温暖化と感染症』」のなかで、提示された表（35ページ）を示しておきましょう。

季節病という捉え方

以前から季節病という考え方は存在しました。

冬は夏より基礎代謝が高まります。寒さから身を守るためにエネルギーをたくさん必要とするためです。そして一般的に冬は、交感神経の緊張が高まることが比較的多く、夏は副交感神経の緊張の高まりが比較的多くなるといわれています。

では気候の作用によって、どのようなことがおこるのでしょうか。九州大学生体防御医学研究所の矢永尚士教授は、次のようなことをまとめています（矢永尚士：治療V o175 M4 148 1993年)。

①気候：体温、呼吸、循環調節機構に対する作用
②気湿：体温、呼吸、循環調節機構に対する作用
③気圧：高圧、低圧以外は作用が少ない。自律神経系、造血系に対する作用
④紫外線：紅斑作用、色素沈着作用、ビタミンD形成作用、殺菌作用
⑤空気イオン：大気汚染物質
⑥光：生体行動の変化、生体リズムの変化

たとえば、冬場であれば、心筋梗塞や脳出血などの発症リスクが高まります。夏場であれば、脳梗塞などの発症リスクが高まるのです。

さらに最近では、夏の猛暑日、冬の底冷え時に腸のコンディションが最悪となり、便秘の状況が悪化する人が多数存在するのです。

気候の変化に対応しきれなくなった

気温や気候の変化が、腸にダメージを与えるのです。

最近、日本の夏の異常な暑さは、だれもが実感していることでしょう。そして、この急に暑くなるような時にこそ、私のクリニックに便秘の症状を訴えてくる患者さんが急増するのです。

また一年中通院してくる慢性便秘症の患者さんが、急に気温が上昇したりする時に排便力がさらに低下して、腹部膨満感、硬便などのつらい症状を訴えてくることも急増しました。

一方で、急に気温が低下する時、あるいは最高気温が五度以下となる時にも、排便力が低下するため、患者さんが急増するのです。この傾向は、年々著明となってきています。

先にも述べましたが、私が小学生だったころは、夏の最高気温は三〇度前後でしたが、現在では三五度以上の猛暑日が頻繁になっています。強烈に暑い日が昔よりはるかにふえているのです。

その分、家庭でのクーラーの使用率も、当然ながらふえています。日本では、この五〇年でクーラーが広く普及しました。一九六〇年代は数パーセントにすぎなかった普及率が年々ふえて、いまでは九〇パーセントを突破しています。

その背景には、日本人が経済的に豊かになったことや、マンションなどのコンクリートの住宅がおおくなったなどの変化もあるでしょう。さらに、猛暑日がふえ、お年寄りや子供は室内でも熱中症になると知られるようになったことも、大きく影響していると考えられます。

クーラーは、いまや夏の健康と命を守るための必需品になったのです。

しかし、適度に使う分にはいいのですが、実際には、過剰に使われている場合が多々あるのではないでしょうか。

その結果、「腸冷え」を招き、腸の状態を悪化させているケースが多いのです。必需品になったからこそ、使い方には工夫が必要です。

そのポイントは、外気温との差をあまり大きくしないことです。

季節の変わり目などに、一日の気温の変動が一〇度以上になったり、夏や冬に冷暖房器具を使って室内外の温度差が一〇度以上になったりすると、腸に大きな負担がかかるようになります。

私は、これを「一〇度の法則」と呼んでいます。

ですから、夏のクーラーは、猛暑日のような暑い日は、外気温マイナス一〇度を目安に、室温を下げすぎないように使うのが、腸を守るポイントです。

一方、冬は暖冬傾向が続いています。それなら、昔より腸が冷えなくてすむのではないかと思われそうですが、ここでも「一〇度の法則」が関係してきます。冬は冬で、暖房器具が普及したため、近年は室温を上げすぎる場合が多いからです。

五〇年前の冬を思い出すと、私の家にはコタツとストーブしかありませんでした。冬はいまより寒かった記憶がありますが、それでもピンポイントであたためる暖房器具で、工夫しながら過ごしていました。

いまや、暖房はファンヒーター、床暖房、ホットカーペットなど、広範囲の暖房器具を過剰に使う傾向があります。それにより、冬の気温自体は昔より高くなっているものの、室内外の温度差が大きすぎ、体感温度は寒く感じる場合が多くなっているのです。

腸疾患はどのように変化したか

厚生労働省の「国民生活基礎調査」によると、消化管の病気の動向は、一九八〇年代以前には、胃や十二指腸の潰瘍といった上部消化管の病気が多かったのですが、近年は下部消化管（小腸・大腸）の病気が増加傾向にあります。

それを裏付けるように、三〇年ほど前の消化器学の学会では、胃や十二指腸の病気に関する発表が多かったのですが、最近では、小腸・大腸に関する病気の発表が増加し、半数以上を占めています。

癌の死亡数を比較してみると（図3）、男女とも一九六〇から七〇年代に比較的

図3　おもな癌による死亡数の推移

（人）

	部位	1955年	1965年	1975年	1985年	1995年	2005年	2017年
男	大腸	2079	3265	5799	10112	17312	28196	27334
	胃	22899	28636	30403	30146	32015	32643	29745
	肝臓	4877	5006	6677	13780	22773	23203	17822
	肺	1893	5404	10711	20837	33389	45189	53002
女	大腸	2160	3335	5654	8926	13962	18684	23347
	胃	14407	17749	19454	18756	18061	17668	15481
	肝臓	3700	3499	3696	5192	8934	10065	9292
	肺	818	2321	4048	7753	12356	16874	21118
	乳房	1572	1966	3262	4922	7763	10721	14285
	子宮	7289	6689	6075	4912	4865	5381	6611

多かった胃癌はやや減少しているのに、大腸癌による死亡数は逆に増加傾向にあります。

また大幅に増加した病気には、難治性の炎症性腸疾患である潰瘍性大腸炎やクローン病などがあるのです。

下部消化管の不調がふえているという傾向は、厚生労働省がおこなっている「国民生活基礎調査」において、「便秘」「下痢」を訴える人が増加していることでも確認できます（図4）。

上部消化管の病気は減少傾向にあると先に示しましたが、胃潰瘍や十二指腸潰瘍などの所見は観察されていないのに、胃腸、胃もた

図4　便秘・下痢を訴える人の推移

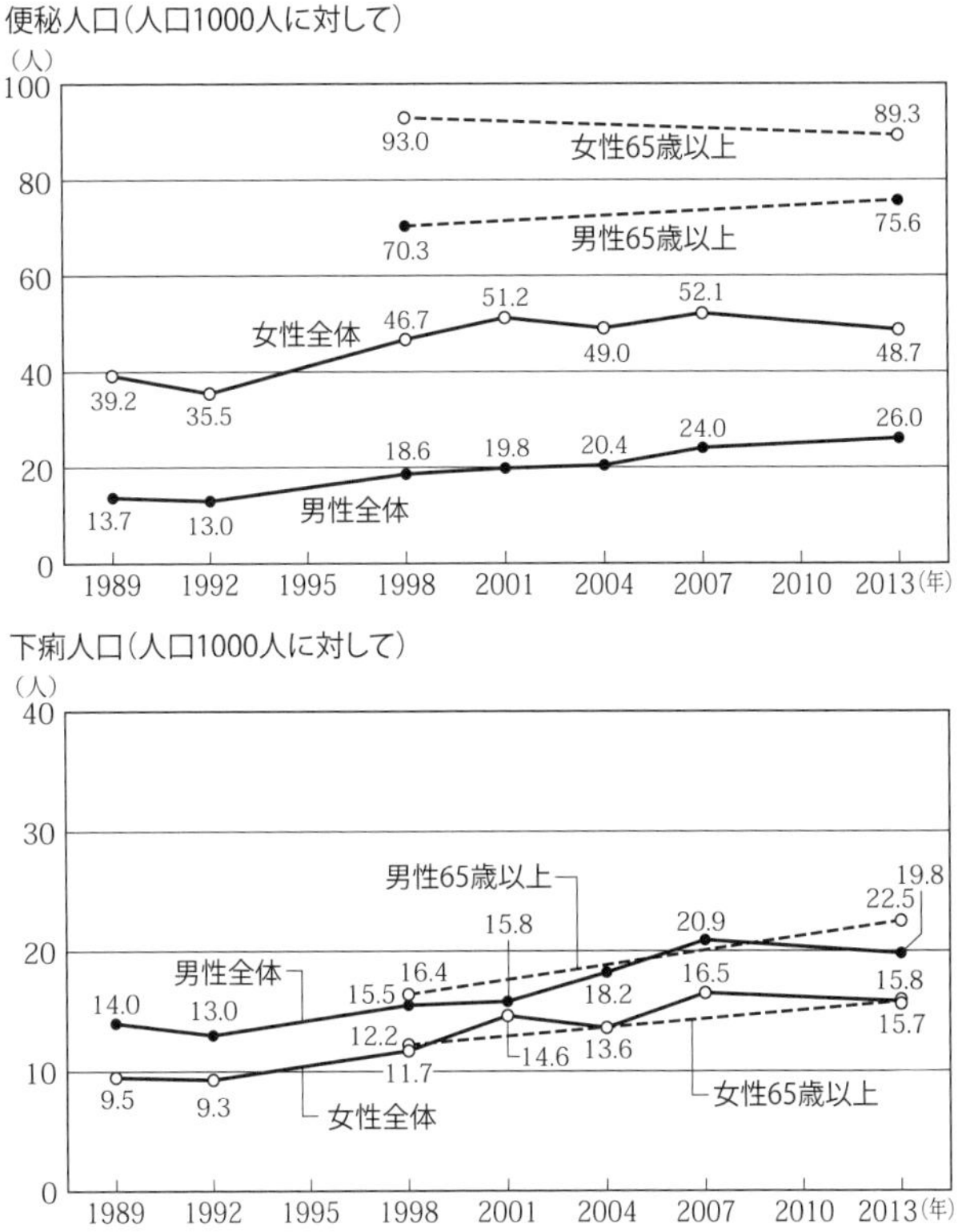

厚生労働省　国民生活基礎調査　2013

れなどで悩んで来院する人も以前に比較して多くなっています。

こうした症状は、「機能性ディスペプシア」といいます。機能性ディスペプシアによる腹痛（胃痛）の増加は、現代ストレス社会の特徴といえるかもしれません。

さらに、この日本の四季の温度差も一つのストレスとなっているのではないでしょうか。というのは、四月になると入学・入社などの生活環境の変化、冬から春への変化による気温の上昇、気圧の変化などで胃の具合が悪くなる人が急増するからです。

慢性便秘症、過敏性腸症候群、潰瘍性大腸炎、クローン病、大腸癌、機能性ディスペプシアなどが、増加の一途をたどっているのは、現代病のあらわれなのです。

これらの病気は、一九六〇年代には、あまり認められなかったのです。ここ五〇年間の生活環境の変化、一年間の気候、気象の変化によると示唆されます。

第2章

唱えられてきた養生法とは

養生法は東洋・西洋でどう捉えられてきたか

養生とは体を健康に保つことで、養生法とは、四季の過ごし方、食などを通じて健康を維持したり、管理したりして長寿をまっとうするための方法のことです。

簡単に言えば、養生とは生命を養うこと、つまり、生命のエネルギーを正しく養うことともいえます。

これは、ある意味で、東洋医学（漢方医学）の考え方にもとづくものなのです。

東洋医学の世界では、未病という考え方があります。この未病とは、未だ病にあらず、つまりは、まだ病気とはいえないが病気になりかけている状態を指すのです。

東洋医学（漢方医学）には、陰と陽（体のバランスともいえる）の二元論的な考え方がありますが、このバランスがくずれると、体質が悪化しはじめて健康な状態から未病の状態になるといわれています。

東洋医学（漢方医学）では、この未病の段階、つまり病気になる前に手だてをすることが、優れた治療だと考えられているそうです。

つまり養生法で、未病の段階から体を正常にもっていければ、これは、ある意味で理想的だといえます。この未病を治す、ということは、中国最古の医書『黄帝内経《こうていだいけい》』（七六二年。唐の時代）に載る言葉だといわれています。

一般的に、西洋医学では、体調が悪くても、血液検査やさまざまな検査で、異常が認められなければ、病名はつきません。しかし、検査結果が異常を認めなくても、体調が悪ければ、養生法が必要となってくるのです。

養生法での先駆は、先の『黄帝内経』でしょう。

また西欧では、ギリシャ時代に医聖といわれたヒポクラテスが、医療は「食事を適当にし、新鮮な空気を吸い、生活を整えて、睡眠、休息、運動を規則正しくさせる」ことを説いていました。

さらに、ローマ帝国時代に活躍したプルタルコス（代表作に『英雄伝（対比列伝）』がある）も、養生法について自らの考えを説きました。それは、

「健康であるということがいかに高価なものであるかを肝に銘じ、何とかして自分自身に目を向け、万事に節倹を旨《むね》としてこの健康をしっかりと守る、そのように注意し、その点に思いをいたすべきだ」（『似て非なる友について』「健康のしるべ」より参照 プルタルコス著 柳沼重剛訳 岩波文庫）

と述べています。

また、哲学の祖といわれるソクラテスは、空腹でもないのに食べたい気をおこさせる食べ物や、喉が渇いてもないのに飲みたくなる飲み物には気をつけたほうがいい、と指摘しています。これは、まさに現代人にもあてはまるかもしれません。

江戸時代に広まった日本の養生法

では日本では、どのような養生法が唱えられてきたのでしょうか。

もっとも有名なのが、江戸時代に書かれた貝原益軒（一六三〇〜一七一四年）の『養生訓』でしょう。この内容については、のちに詳しく述べたいとおもいます。

なお、日本でもっとも古い養生書は、現存していませんが、平安時代初期の医家、物部廣泉の『摂養要訳』（八二七年）とされています。

現存する最古のものは、平安時代中期の医家、丹波康頼撰『医心方』（九八四年）の第二六巻「延年方」、第二七巻「養生」なのだそうです。『医心方』は、隋・唐代またはは、それ以前の医書や養生書からの引用により論述されているそうです。

では、明治時代以降はというと、東洋医学よりも西洋医学に重きをおいたため、養生法として西洋医学の考え方をとり入れたものが認められるようになりました。それが、明治時代に陸軍の軍医であった、石塚左玄が著した本『通俗 食物養生法』です。「食物養生法＝化学的食養体心論」という内容でした。これに易学の考え方を加えて、世界的に説いたのが、桜沢如一による「マクロビオティックス」です。

石塚左玄は、玄米菜食主義を説き、当時、表面的には、東洋医学の陰と陽の考え方は述べられなかったので、ナトリウム・カリウム説（陰と陽を、ナトリウムとカリウムに置き換えて説明）を説いたのです。

前述の、江戸時代前期に活躍した儒学者の貝原益軒は、その著書『養生訓』で次のように述べています。

「養生の術は、先《まず》わが身をそこなふ物を去《さる》べし。身をそこなふ物は、内慾と外《がい》邪《じゃ》となり。内慾とは飲食《いんしょく》の慾、好色《こうしょく》の慾、睡《ねぶり》の慾、言語をほしいまゝにするの慾と喜怒憂思悲恐驚の七情の慾を云《いう》。外邪とは天の四気なり。風寒暑湿を云《いう》。内慾をこらゑ《へ》て、すくなくし、外邪をおそれてふせぐ、是《これ》を以《もって》元気をそこなはず、病なくして天年を永くたもつべし」(「養生訓」巻第一・総論上「養生訓全現代語訳」貝原篤信編録・原文より)

なるほど、この貝原益軒の時代より、生活習慣、飲食、四季の変化などの過ごし方について、詳しく書かれていたのです。

この『養生訓』を書いた時、貝原益軒は八三歳と、当時としては超高齢であったので、さまざまな困難に直面して、実体験をもとに書いたのでしょう。

しかし、貝原益軒が『養生訓』を書いたのは一七一三（正徳三）年のことで、三〇〇年以上たった現在とは、季節の変化や気候、気温などが大きく異なっています。ですので、『養生訓』に書かれていることを、現代にあてはめるのは困難なのかもしれません。ですが、参考になることはまちがいありません。

でもまさか、三〇〇年後に、気候がこんなにも大きく変化するなんて貝原益軒も考えもしなかったことでしょう。

貝原益軒の教えでもっとも役立つのは、「腹八分目（カロリー・リストリクション）」ということだと思います。

『養生訓』にみる四季の過ごし方

貝原益軒は『養生訓』のなかで、春夏秋冬についても述べています。

江戸時代と現代では、気候がまったく異なり、とくに気温の著しい上昇は、江戸時代では考えられなかったかもしれませんが、『養生訓』のなかには現代の四季の過ごし方のヒントになることも含まれているかもしれません。その該当部分をわかりやすく、要約して紹介しましょう。

まずは、春についてです。

「春は陽気が発生し、冬に閉ざされていたのにかわり、人の肌がやわらかくなり、表面がようやく開く。ところが、余寒なお厳しく、風邪をひきやすい。気をつけて風寒に当たらず、風邪の咳の患にならないようにすべきである」（巻第六の一二）

夏については、次のとおりです。

「夏は伏陰といって、陰気がかくれて腹のなかにあるから、食物の消化がおそい。多くを飲食してはいけない。あたたかなものを食べて、脾胃をあたためるべきである。冷水を飲んではいけない。生の冷たいものはすべてよくない」（巻第六の一三）

「四季のなかで夏はもっとも保養すべきである。霍乱（日射病）、中暑（暑気あたり）、傷食（食べすぎ）、泄瀉（下痢）、瘧痢（熱性の下痢）といった病にかかりやすい」（巻

第六の一五）

　秋についてです。

「七・八月に残暑が厳しければ、夏に開いた皮膚が開いたままで、秋になっても腠《そう》理《り》（皮膚にある膜）がまだ閉じていない。表面がまだ堅くないので秋風にあたりすぎないようにすべきである」（巻第六の一八）

　最後に、冬についてです。

「冬は天地の陽気が閉じかくれて、人の血気（血のはたらき）がおさまるときである。心気（心臓のはたらき）を落ちつけて、血気を体内におさめて保っておくのがいい。あたためすぎて、陽気を発して外にもらしてはいけない。のぼせさせてはいけない。衣服をあたためるのも、少しでいい。熱いのはいけない。熱い湯に入ってはいけない。労働して汗を流し、陽気をもらしてはいけない」（巻第六の一九）

「冬至は、初めて陽気が生じる、初めての陽気であるから、大切にしなければなら

ない。この際静養すべきであって、労働はしないほうがいい」（巻第六の二〇）

今後、四季をどう過ごすべきか

明治時代以降、現在までに書かれてきた養生法の多くは、おもに『養生訓』をはじめとする江戸時代前期の漢方療法の考え方に基づいた食養生などが基本となってきました。ですので、少し前までの生活には適していました。

詳しくは終章で述べますが、四季を過ごすための養生法には、これから何が必要なのかを簡潔にみていきましょう。

いままでは、たとえば冬であれば、冷え、血行不良、慢性便秘の増悪などの症状が認められることが多いでしょう。

これに対して、従来の養生法であれば、厚着、入浴、温浴などをすることがよいとされてきました。さらに慢性便秘の増悪に対しては、食物繊維摂取量の増加などがすすめられてきました。

さらなる養生法として、私は、身体のなかからあたためること、つまりエキストラバージン・オリーブオイルのもつ保温効果を利用して、熱々のココアやスープなどにエキストラバージン・オリーブオイルを入れて摂ることや、果実類などの水溶性食物繊維を摂ること、マグネシウムを多く摂ることなどをすすめています。

春には、急激な温度変化による冷え、疲労感、排便障害、アレルギー性鼻炎などが多くなります。

このような状態に対して従来であれば、しょうが、入浴、ヨーグルト、さまざまなサプリメントの摂取がすすめられてきました。

さらなる養生法としては、水溶性食物繊維（酪酸）、シナモン、ペパーミント、オリゴ糖、かんきつ類などの摂取がすすめられるでしょう。

夏に多い食欲不振、夏痩せ、夏太り、脱水、硬便（便秘）などに対しては、従来の養生法では、スポーツドリンク、糖質オフダイエット、胃薬などの摂取が指摘されていました。
さらなる養生法として私は、ミントウォーター、スパイススープ（カレースープ）、ココア、甘酒などをすすめています。

秋においては、突然の寒さ（気温差）、便秘、肥満症、秋バテなどの状態を認めることがありますが、これらに対して従来の養生法では、低炭水化物ダイエット、サプリメント、下剤の服用などがすすめられてきました。
さらなる養生法としては、大麦（スーパー大麦）ごはん、一汁三菜、半身浴、全身浴などがよいでしょう。

近年、四季の変化において、急激な温度差を認めるような状況に対して、従来の養生法では体の健康維持がおいつかなくなってきているのです。

第3章

季節のここを注意しよう

季節によって変化するさまざまな症状

若いころは、季節の変化による体への負担など、あまり考えたことはなかったと思います。しかし誰もが、加齢とともに体への負担を強く感じるようになり、さらには近年の温暖化現象で、ますますその負担は増加しているのです。

そこで、ここでは季節の変化における注意点をみていきます。

日本は南北に長い地形なので、季節によってさまざまな温度差、湿度差などが出現してきます。

春が来るころには、日本海に低気圧が現れはじめ、そこへ南の洋上からあたたかい風が吹き込むと春が来るのです。ただ、いくら春がきたからといっても、寒い北風は数日ごとに吹くことが多く、一進一退をしながら本格的な春になるのです。

しかし、どうもここ数年は、冬から春に一気に季節が変わることが多く、さらに夏日（一日の最高気温が二五度以上）になる日がくることも、稀ではなくなってきたのです。

このように寒暖の交錯する天候のときに、体の不調、とくに腸の不調を訴える人が激増するのです。

人間の体は、気温によって大きく左右されます。さらに季節、気候、天気などが複雑にからみあって微妙に影響を与えるのです。その差が大きければ大きい程、人間に与える影響は大きくなります。

とくに気温の変化に対しては、体の知覚神経や自律神経などが、ホルモンを仲介にして体のバランスを保っているのです。

内分泌系でいえば、副腎から数種類のホルモンが分泌され、これらのホルモンが胃腸、心臓、肝臓、皮膚などに働きかけて、外気温と体の熱収支をバランスよく保ってくれるのです。

たとえば、心臓の動きに対して影響を及ぼして、血管を拡張させたり、収縮させたりします。また血圧が上がったり下がったり、さらには胃腸の働きがよくなったり、悪化したりするなどします。

では、どのように生活に影響するのでしょうか。

その一つがエネルギー摂取量との関係です。人間は、恒温動物なので体温が一定しています。しかし、体から放散される熱は、夏と冬とでは大きく異なるのです。気温が一〇度のときは、毎分二キロカロリーの熱が外に出ていくのに対して、気温が二八度になると〇・六四キロカロリーしか出ていかないのだそうです。つまり、冬にはたくさん熱量を体外に放散しているのです。

冬は、気温的に、体熱の放射が多く、そのときに運動すれば、いっそうエネルギーが消失し、その結果、空腹と感じるのは、生理的に考えて冬季の感覚ではないかと思われます。

つまり、必然的に、人間の体は冬にはたくさんの栄養を摂り、夏には栄養の摂り方が減少するように出来ているのです。これは冬の寒さと体熱放射によるエネルギー消費の関与によるのです。

ところが最近の温暖化現象により、〝春ナシ〟〝酷暑〟〝秋ナシ〟など、冬の出番が減少してきているので、このエネルギー摂取の関係も、しだいに崩壊しつつあると考えられます。

春ナシ症候群からみてみよう

現在、四季の区別が地球温暖化のためか、以前と比較してあいまいになっています。そして、以前では考えられなかったさまざまなことが現在、おきているのです。それは季節の上では、先にも述べた〝春ナシ〟や〝秋ナシ〟などです。

ここでは現在、問題となるような「春ナシ症候群」、「梅雨時症候群」、「猛暑症候群」、「秋ナシ症候群」、「冬の底冷え症候群」などについて述べていきます。

五〇年前と比較して、春という季節がとても短くなっています。その証拠に、二〇一八年三月から四月は、全国的に気温が高い状態が続き、関東甲信では、平均気温が過去最高を記録しました。

気象庁は次のような報告をしています。

二〇一八年三月一九日に高知市で、国内の観測史上もっとも早く桜の満開を観測。また、四月二一日には北海道網走市で平年を一七・五度上回る最高気温二七・六度を記録し、岩手県や宮城県でも三〇度を超えました。

東京都心では、三月と四月の計六一日のうち、八割以上の計五〇日で最高気温が平年を上回り、二〇度を超える日数も、平年は四月二二日までゼロだが、この年は計二二日となりました。

三月の平均気温は、東北、関東甲信、東海、近畿で過去最高を観測。四月も関東甲信で平年を二・七度も上回り、二〇年ぶりに最高気温を更新したのです。

東京都心では、四月の平均気温が平年を三・一度上回る一七度となり、過去最高に。千葉市や横浜市でも過去最高となりました。

このように、春の季節に温度上昇が急におきると体の変調をきたしてくるのです。

とくに体の疲労感、春に多い胃腸障害（おもに胸やけ、胃もたれなどの胃の症状が多い。これらは胃炎や逆流性食道炎などの症状）の罹患率が増加するのです。さらには、急激な暑さによる全身の倦怠感、熱中症、温度差（一〇度以上）による慢性便秘症の悪化、頭痛などのさまざまなストレス関与の疾患が急増してくるのです。

これらは、以前はあまり認められませんでしたので、最近の概念として「春ナシ症候群」といってよいかもしれません。

春ナシ症候群の注意点をまとめましょう。

春ナシ症候群の注意点

①春バテに注意
②春熱中症に注意
③春に多い胃腸障害——とくに胃炎、逆流性食道炎の人の罹患率の増加
④急激な暑さによる全身の倦怠感
⑤一〇度以上の温度差による慢性便秘症の人の便秘状態の増悪
⑥ストレス性胃炎の出現

梅雨時症候群とは

日本は高温多湿で、とくに梅雨の時期は不快です。

東洋医学の世界では、体に湿気がたまると、体が重くだるくなることがあるとしています。さらに熱を持つこともあり、これを湿熱とよびます。湿熱は、関節痛、神経痛などをひきおこすこともあるとしています。また気圧の変化などで、偏頭痛もおこしやすくなったりします。

しかし、このいやな時期である梅雨時にも大きな変化があらわれだしたのです。二〇一八年六月三〇日の読売新聞・夕刊には「関東梅雨明け、酷暑続く」という見出しが躍りました。

二〇一八年六月三〇日、気象庁は、一九五一年の統計開始以来、もっともはやく関東甲信が梅雨明けしたと発表しています。

平年より二二日、昨年（二〇一七年）より七日早く、六月に関東甲信の梅雨明けを発表したのは初めてだそうです。梅雨の期間は二三日間で、一九七八年と並んで最短となったそうです。

また同じ日の記事では、本州から吹きこんだ暖気の影響で、二九日の東京都心で、六月としては、一三年ぶりに五日連続で気温が三〇度以上の真夏日を記録したと記載されています。

また気象庁によると、六月二九日の最高気温は山形市と埼玉県寄居町で三七・五度、長岡市で三七度を記録。これらを含め、全国三二地点で気温が三五度以上の猛暑日となり、都心ではその年最高の三二・九度まで上昇しました。


従来の梅雨時では、暑さと湿気が体に影響をおよぼす事が指摘されてきました。外気の湿度が高くなると、体の水分を処理する機能が低下している人は、体調が悪くなってしまうのです。

症状としては、体がだるい（倦怠感）、食欲不振、むくみ、喘息やアトピー性皮膚炎などの皮膚病の人が悪化するとも言われてきました。

また梅雨時に症状を悪化させやすい人は、日頃から胃腸の機能が弱く、冷え性であまり食べられないにもかかわらず、太りやすく、疲れやすい人に多く認められるということが指摘されてきました。

さらに梅雨時には、うつ症状も、気圧低下などで増悪すると言われたのです。そして、排便はあるものの、お腹が張る（停滞腸）人が、雨が持続して気温が低下し、一日の気温の温度差が大きくなるときに、腹部膨満などの症状が強くあらわれたりすることが認められたのでした。


ところが、梅雨時が少なく、一気に夏日や猛暑の日が増加し、夏になってしまう事が多くなった現在では、排便障害が明らかにすすみ、排便困難、腹痛などの症状を訴える人が増加するようになりました。

これでは、夏日や猛暑になると、交通機関や仕事場、自宅にエアコンを入れざるをえないので、外気と室内の気温差が一〇度以上となる環境によって、停滞腸、排便障害が急速に悪化する原因にもなっているのです。

梅雨時症候群の注意点についてまとめておきます。

梅雨時症候群の注意点

①食中毒に注意
②心の不調（自律神経の乱れ）
③めまい、偏頭痛（気圧の変化などによる）
④停滞腸に注意

猛暑症候群には、とくに注意が必要

猛暑症候群とは、最高気温三五度以上（最低気温二七度以上）の猛暑の日に出現する症状をさします。

気温上昇によって反応する発汗に対して、水分を十分に摂らないと、硬便で排便力の低下、さらには熱中症におちいる危険性もでてくるのです。またクーラーによる夏冷えと、クーラーを使わないことによる室内熱中症の危険が高まります。

さらに高齢になればなるほど、体温調節が困難となり、実際の温度を感じられずに体感不良などをひきおこす原因にもなるのです。このような現象は五〇年前には考えられないことでした。

この猛暑症候群は、従来の養生法では、とても対処しきれません。猛暑症候群でおきやすいのが、暑熱障害です。そのなかの代表的なものは、熱中症です。

暑熱障害による熱中症関連の疾病は、次の四つがあげられます。

①日射病：熱中症の一形態ですが、直接日光を受けたことにより、脳温が上昇した場合に発生します。

②熱失神：体温の上昇時に末梢の皮膚血管が拡張し、ここに血液が貯留するために血液量の不足が生じ、脳虚血（脳にいく血流量が減少する）になることが原因となります。

めまいや虚脱、さらには失神することもあります。涼しい場所に横にさせて、末梢血管の還流を促し、水分を補給させ、さらには放熱させることがポイントとなります。

③熱疲憊《ひはい》：発汗により高度の脱水が生じた場合におきます。
症状としては口渇、疲労感、めまい、乏尿、体温の上昇などです。これに塩分の喪失が加わると頭痛、吐き気、下痢、意識障害などをおこすことがあります。対処法としては、水分と塩分の補給をおこなうことです。

④熱痙攣：大量の発汗後に食塩を含有しない水分のみを補給し、血液のナトリウム濃度が低下した場合に認められます。四肢の筋肉や腹筋の疼痛になります。

また熱中症は、高温多湿の環境下での運動時などに認められます。最近では、猛暑にもかかわらず、体温調節が困難となった高齢者が、室内でクーラーを使用せずにおきることがあります。

熱中症の場合、体温が四二度以上に上昇することがあります。症状は体温の上昇による中枢神経障害で、体温調節機能が失われ、意識障害、血圧低下などのショック状態をおこします。

治療法は、体温を三九度以下に下げることです。冷水に浸けると皮膚血管の収縮により体温が下がりにくくなるので、冷水のスプレーと扇風機の使用やアイスパックを頸部へ当てると効果的な場合があります。

猛暑日では、室内でも熱中症がおこることがあるので、クーラーでの適温維持やスポーツ飲料や水分をたえず摂ること、とくに甘酒などが有用でしょう。

甘酒は、江戸時代から夏バテ対策として飲まれてきました。

というのは、甘酒は糖分、塩分、ビタミンなどが豊富で滋養強壮によいとされ、夏に飲まれていたのです。冬に体をあたためるばかりでなく、熱中症、夏バテ予防にも冷たい甘酒を摂ることは、体にとってよいことなのです。

さまざまな暑熱障害の原因、症状、処置、予防法について、表（72、73ページ）にまとめておきましょう。

最後に、猛暑症候群の注意点と熱中症対策についてのまとめです。

猛暑症候群の注意点

①最高気温三五度以上、最低気温二七度以上の猛暑の日に出現する症状
②日本の温暖化（二度以上）のために出現
③発汗著明、水分量摂取がたりないと硬便増悪、排便力低下
④クーラー無し、水分補給がたりないと熱中症へ
⑤高齢になればなるほど、体温調節不良、実温度の体感不良
⑥最高気温三五度以上の日が連続すると排便力低下、腹部膨満感増加、腹圧増加の結果、胃部圧迫によって食欲低下、さらに排便力低下、体力低下、夏バテ、最悪は各種胃腸障害へ
⑦夏バテ
⑧不眠症
⑨冷房による夏冷え（一〇度の法則）

	処置	予防法
	涼所に横臥安静。重症者に対しては生理食塩水静注、軽症者に対しては食塩水飲用、塩味食物摂取、24～48時間は暑熱環境回避	暑熱順化の促進、塩分摂取量の追加、運動中、食塩水飲用
	涼所で頭部を低くして横臥安静。意識のある場合には食塩水飲用。血圧・脈拍数・体温を測定記録する	暑熱順化の促進、環境気温・気湿が急に上昇した場合には運動計画を中止または軽減する。長時間の直立姿勢を避ける
	涼所に横臥安静、冷水スポンジなどで体を拭う。飲水不能の場合は点滴静注による輸液１日６～８Ｌの水分補給をする。少量の半流動食を与える。体温・体重・水分塩分摂取量を測定記録する	運動の前・中・後の適切な水分補給計画。間欠に体の冷却と休息をとらせる
	涼所に横臥安静、飲水不能の場合は点滴静注による輸液、少量の半流動食を与える	暑熱順化の促進、適切な水分塩分の摂取（10～15ｇ／日必要）。間欠的に体の冷却と休息をとらせる
	冷水浸漬、冷水スプレー、冷風送風などにより１時間以内に体温を39℃以下に下げる。気道確保のための吸引。必要ならば気管切開、応急処置を終えたら涼所に横臥安静、体温・皮膚温などの測定記録	暑熱順化の促進、過去に感染または暑熱障害の既往症のある場合は要注意

さまざまな暑熱障害の原因、症状、処置、予防法

	障害	原因	症状・臨床所見
1	**熱痙攣**	暑熱環境下の激運動、長時間の多量発汗による塩分欠乏	腕・脚・腹筋などの疼痛、痙攣、縮瞳、血漿 Na、Cl の低下、体温は正常または正常以下
2	**熱失神**	末梢血管の拡張、循環不全、血管運動神経緊張の消失	顔面蒼白、意識喪失、全身脱力感、疲労、視覚異常（かすみ視）、低血圧、皮膚温・深部体温上昇
3	**脱水による熱疲憊**	長時間の多量発汗による水分欠乏、水分摂取不十分、多尿・下痢などが発生を助長する	激しい口渇、食欲減退、憂うつ、脱力・倦怠感、発汗量の減少、体重の減少、皮膚温・深部体温の上昇（軽度）
4	**脱塩による熱疲憊**	長時間の多量発汗と塩分摂取不足による塩分欠乏、順化不完全、嘔吐・下痢などが発生を助長する。（脱水による熱疲憊より2～5日遅れて発現する）	頭痛、めまい、疲労感、悪心、嘔吐、下痢、食欲不振、筋痙攣、意識障害
5	**熱中症（体温の異常上昇）**	体温の異常上昇による体温調節中枢の突発的な機能不全	情緒不安定、無筋力症、不随意性の四肢運動、意識喪失、全身の発汗減退と皮膚乾燥、皮膚温・深部体温の上昇（40℃以上のとき悪寒を発することあり）、嘔吐・下痢・血便、頻脈・頻回呼吸

万木良平「運動時の体温障害」・Jpn・J・Sports・Sci・2・444~451・1983年より引用

熱中症対策

①こまめに水分補給
②涼しい場所で休憩をとる
③外に出る時は、日傘または帽子をかぶる
④三度の食事を摂ること。また適度な塩分摂取
⑤水溶性食物繊維をしっかり摂る。麴菌、乳酸菌含有食品を摂って、腸内環境を良好にしておく
⑥熱がこもりにくい服装を心がける

疲れのでやすい秋ナシ症候群

秋ナシ症候群は、猛暑を過ぎても三〇度以上の最高気温が続く日におこりやすいのです。

秋ナシ症候群では、隠れ熱中症（気づかないうちに熱中症になっている）、全身倦

怠感、秋バテなどを認めることがあります。また胃炎症状（機能性ディスペプシア）、胸やけなどもおこしやすくなります。

さらには、急激な温度変化（一〇度以上）で停滞腸を招き、また血圧の変化による〝のぼせ〟などが出現することがあります。

秋ナシ症候群の注意点についてまとめておきましょう。

秋ナシ症候群の注意点

①猛暑を過ぎても、三〇度前後の最高気温が続く日におこりやすい
②隠れ熱中症
③全身倦怠感、秋バテ
④胃炎様症状、逆流性食道炎（胸やけ）
⑤急激に一〇度以上の気温の低下で腹部膨満感（停滞腸）出現
⑥一〇度以上の変化で慢性便秘症の急性増悪
⑦血圧の変化によるのぼせ

人為が招いた冬の底冷え症候群

くり返しになりますが、私が小学生だったころの冬は、家庭ではコタツとストーブが主流でした。冬は現在より寒かった記憶がありますが、それでも部分的にあためる暖房器具で、工夫しながら過ごしたものです。

現在は、ファンヒーター、床暖房、ホットカーペットなど、広範囲の暖房器具を過剰に使うため、室内外の温度差が大きくなりすぎて、体感温度が寒く感じる場合が多くなっているのです。

私の名づけた「一〇度の法則」によって、そのことがストレスになり、体や腸に負担をかけてしまうのでした。

また暖冬傾向とはいえ、最高気温が五度以下と冬の底冷えになる日も決して少なくないのです。

そうなってくると、冷え、停滞腸、冷えによる諸症状が出現しやすくなってくるのです。また寒い冬には、インフルエンザなども流行します。体をあたため、体の免疫を高める食事が重要となります。
冬の底冷え症候群の注意点をまとめておきます。

冬の底冷え症候群の注意点

①都市部で、最高気温一〇度以下、最低気温四度以下となったときに多く出現する症状
②気温と室温の差が一〇度以上となると、腹部膨満感、便秘増悪の出現（一〇度の法則）
③腹部の薄着
④極端に寒い冬だと便秘悪化人口が急増（平成三〇年一～三月まで最悪だった）
⑤ヒートショックに対する注意
⑥血行不良による冷え
⑦下肢のこむら返り

また底冷えが続くと、ふだん便秘でない人もお腹がはってきます。これは腸が冷えることで、腸管の運動が低下することによっておきやすくなるのです。

さらに、冬は寒いからといって、家のなかにとじこもり、歩かないことでも腸管運動は低下してしまうのです。

こうなると排便は少量ずつあるものの、お腹がはってしまいます。これは冬場の停滞腸といってもよい現象です。この停滞腸に対しては、腸をあたためることが必要なのです。

冬から春の季節の変わり目も要注意

一般的に、春になってくると寒気と暖気がぶつかり、低気圧が多発する傾向になります。

実は、低気圧の日には、体がだるく感じるのです。気圧が低下すると、酸素が薄くなる傾向になるので、体はリラックスモードの副交感神経が優位な状態になります。さらに急激な気圧の変動が何回もおこるようになると、交感神経と副交感神経の切り替えがスムーズにおこなわれなくなり、自律神経失調（乱れ）につながってしまうのです。

また「手足がひどく冷たくてつらい」「足腰が冷えてよく眠れない」など、冷え性で悩んでいる人は、現代人にはとても多くみられます。おもに女性の悩みなのですが、最近は中高年の男性にも、冷えを訴える人が少なくありません。

自覚しやすいのは手足や腰などの冷えですが、多くの場合、その奥には腸冷えが隠れています。

手足などの冷えは、もともと腸などの腹部の臓器を守るために生じます。体内でつくられる熱がじゅうぶんでないとき、手足などの末梢の血流を減らして腹部の血流をふやし、大事な臓器を守ろうとする防衛反応として冷えがおこるのです。

そのしくみを支えているのは、生態活動をコントロールしている自律神経です。

自律神経には、緊張や活動状態をつくる交感神経とリラックス状態をつくる副交感神経があります。

腸が冷えているときは、交感神経が働いて、手足などの血管を収縮させます。つまり、手足の冷えは、実は体の防御に役立っているのです。

といっても、これは緊急避難としての反応ですから長く続けることはできません。「一時的に手足の血流を犠牲にしておなかをあたためているから、その間に、ちゃんと体温を上げてね」と体ががんばっている状態といえるかもしれません。

こうして自律神経がバランスをくずし、交感神経が優位になったりすると、腸を守り切れなくなって、腸冷えにつながることがあるのです。

ですから、手足の冷えが慢性化している人には、腸冷えもみられますし、自律神経のバランスの乱れもおこる可能性があります。

腸冷えは、腸そのものの不調はもちろんのこと、長く続くにつれて、その影響による全身の症状や、自律神経のアンバランスによる症状などもおこします。

さらに薄着をするなど、外から体を冷やすと、腸冷えを招くことがあるので要注意です。

自律神経失調は、血流を悪くしたり、血圧の調整力を低下したりします。その結果、めまいや立ちくらみ、むくみや肩こりなどをひきおこすことにつながってくるのです。

では、この自律神経失調の状態に何がよいかというと、四〇度前後のお湯（入浴）に一五から二〇分ほど入ることです。こうすることで副交感神経を優位にリラックスモードに入れるのです。

四二度以上の高い温度のお湯では、逆に交感神経を優位にさせてしまうので注意が必要です。

第4章

春バテ・秋バテに起きやすい胃症状

とくに春・秋に多い胃症状

毎年、来院する患者さんの数は、春や秋の季節の変わり目になると急に胃のトラブル（胃痛、胃もたれ、胸やけ、食欲不振など）で増加します。これは胃症状の季節性によるものだと考えられます。

その原因として、急な気温の上昇や低下など温度差による自律神経への負担、学校や仕事場の変化によるストレスなどのさまざまな要因が考えられます。

実際、消化器科を標榜するクリニックや病院などでは、上部消化管内視鏡の検査予約の件数が増加してくるようです。

ところで、このようなさまざまな胃の症状を訴えて来院し、上部消化管内視鏡検査をおこなっても、ほとんどの人が、軽度の炎症（たとえば、びらん性胃炎など）しか認められないのです。

逆に、一九八〇年代には非常に多かった胃潰瘍や十二指腸潰瘍を認める人はほとんどいません。

これは、胃・十二指腸潰瘍の原因の一つであるヘリコバクタ・ピロリ菌をどんどん除菌したことによる、とする説もありますが、それだけではなさそうです。同様に、一九八〇年頃まで多く認めた胃癌も減少傾向にあります。

これらの要因は、一九六〇年代と比較して現在では大きく変化した食事や生活環境の大きな変化が関与しているかもしれません。

前述のように、上部消化管（胃・十二指腸）内視鏡検査をおこなっても胃潰瘍や十二指腸潰瘍を認めず、胃痛や胃が重いなどの症状のみの病態を、最近では「機能性ディスペプシア」とよぶようになっています。

心窩部《しんかぶ》（みぞおち）を中心とした上腹部の自覚症状（ディスペプシア）が慢性的に続く疾患で、「機能性消化管障害」「機能性胃腸症」ともいうのです。この機能性ディスペプシアは、過敏性腸症候群とともに、比較的新しい胃腸障害の概念なのです。

この機能性ディスペプシアは、二〇一六年に公表されたローマⅣ基準で、対象となる四つの症状が以下の通りになっています。

①つらいと感じる食後のもたれ感
②つらいと感じる早期膨満感
③つらいと感じる心窩部痛
④つらいと感じる心窩部灼熱感

つまり、日常生活に影響をおよぼすかどうかが大きな問題点となっているのです。機能性ディスペプシアの病態は、大きく分類すれば食後愁訴症候群（胃のもたれ感や膨満感、不快感など）と、心窩部痛症候群（胃の痛みや灼熱感など）ということになります。

もう少し詳細に述べると、次のようになります。

(i)食後愁訴症候群

①週に数回以上、普通の量の食事でもつらいと感じるもたれ感がある

②週に数回以上、普通の量の食事でも早期膨満感のため食べきれない

(ii)心窩部痛症候群

①心窩部に限局した中等度以上の痛み、あるいは灼熱感が週に一回以上ある
②間歇的な痛みである
③腹部全体にわたる、あるいは上腹部以外の胸膜部に限局する痛みではない
④排便、放屁などでは改善しない
⑤機能性胆嚢障害、オッディ括約筋障害（胆管と膵管が十二指腸に開口する部位にある括約筋の障害）の診断基準を満たさない

食べはじめてすぐ満腹になったり、ふだんの量なのにいつまでも食べすぎたような苦しさがある食後愁訴症候群は、二項目のうちの一つ以上、トイレにいっても痛みや灼熱感が改善しない心窩部痛症候群は、五項目すべてを満たしているかどうかが、具体的に機能性ディスペプシアを診断する基準です。

慢性胃炎と機能性ディスペプシアとの違いとは

では、従来いわれていた慢性胃炎と機能性ディスペプシアの違いは何なのでしょうか。

一般的に胃炎は、

①粘膜の組織学的炎症。上部消化管内視鏡検査で、胃粘膜組織を生検して初めて判明する「組織学的胃炎」

②内視鏡で判定可能な胃粘膜の発赤、びらん、凹凸不整粘膜などがある「内視鏡的胃炎」を指す

③症状はあるが器質的疾患のない、つまり胃内視鏡検査などで、慢性胃炎や胃潰瘍などの所見がない「症候性胃炎」など

が混同されて診断、治療されてきました。

従来の日本では、ひとまとめに胃炎という言葉が使われてきたわけです。一方で、機能性ディスペプシアは、症状により定義される疾患ということになります。

この機能性ディスペプシアに対しては、消化の良い物を摂ること、スパイスのきいた物などは摂らないことなどで、ある程度症状は緩和しますが、それでも無理な場合は、アコファイド®という薬剤が有効です。

春バテに対処する

春バテとは、激しい寒暖差や、春特有の環境の変化（とくに最近では、一〇度以下の冬日から一気に二〇度以上の春日になることが多く、しかも春日が少なくて、さらに二六度以上の夏日へ、ということもまれではない）、ストレスなどが原因となって、自律神経に障害をおこすことがあります。

その結果、だるい、イライラ、食欲不振、やる気がでないなどの症状が出現することがあるのです。このような状態を春バテとよびます。

では、ここで春バテの原因をまとめておきます。

①激しい寒暖差(一〇度の法則)

春は、体が寒暖差（とくに一〇度以上）に対応するので、どうしても体に緊張が強いられ交感神経が優位になりやすいのです。そのため、相当量のエネルギーが消耗することになり、結果として、疲れやだるさを感じやすくなるのです。

さらに、冬から春になり、着衣が薄着になることも多くなるので、体が冷えやすくなり、血行が悪くなることがあるのです。

②気圧の変化

あまり気圧のことは、考えたことはないと思いますが、実際には、低気圧と高気圧が頻繁に入れ替わりやすくなる季節なのです。その結果、自律神経への負担が増加し、切り替えがうまくいかなくなることがあるのです。

③生活環境の変化

春は、学生時代では卒業や入学、進学、社会人としては、入社、転勤、異動、新生活のスタートなど、一年の内で、身の回りの生活が大きく変化する季節です。そして最近では、花粉症の季節でもあります。

このような時期は、緊張感や、精神的ストレス、また身体的ストレスが加わることによって、自律神経の失調をおこし、春バテになりやすくなるのです。


では、春バテに、どのように対処すればよいのでしょうか。

それは、自律神経の交感神経優位から、副交感神経優位へと導くことがよいのです。

A　入浴でリラックス

先にも述べましたが、まずは、入浴でリラックスすることです。体温、血圧、心拍数をおだやかに変化させる入浴を毎日続けることです。

三九から四〇度前後のお湯に一〇から二〇分程度入浴すると、副交感神経が優位となり、自然とリラックスモードになります。

B シエスタ

シエスタは、南ヨーロッパの夏の暑い時の習慣です。

このような暑い時に、昼間に少し眠ると体が楽になります。春は、何となく眠くなる季節でもあります。そこで昼食後に三〇分程度眠ったり、まどろむだけで意外とスッキリするものなのです。

昼寝をする前に、コーヒーを一杯飲んでおくと、含まれるカフェインが三〇分後くらいに効果を発揮してくれるので、ちょうど眠りから三〇分後、起きる時にスッキリとめざめをよくしてくれます。

C 短時間で副交感神経が優位となる方法

これには、とても簡単な方法があります。目もとを心地よくあたためると、短時間で副交感神経が優位になり、リラックスモードに入ることができます。蒸しタオルを約四〇度くらいにして、目もとをあたためるとよいのです。これは意外と効果的です。

D 体の冷え予防

どうしても春になると、薄着となり、日中はよいのですが、朝夜の温度が低下するときに体調が悪くなってしまうのです。したがって、寒いと感じるときに着るものを一枚（たとえば、カーディガンなど）用意しておくとよいでしょう。

秋バテの対処法とは

最近、秋になっても夏の日のような猛暑日があったり、夏日が続くようなことが多くなってきました。

以前は、夏場に夏バテといわれていたのですが、温暖化によって秋の期間が短くなり、従来は秋の季節なのに、夏のような日々が続くため、夏バテと同じような症状が、秋の季節にも出現してきてしまうのです。これがいわゆる秋バテです。

秋バテの原因として、次のような事が考えられます。

①気温差

夏から秋に限らず、季節の変わり目は、温度差が大きく、体調に負担がかかるのです。秋になってから夏バテのような症状が出現したり、秋になっても夏バテが長く続いてしまっているような状況が秋バテです。

さらに、真夏日・夏日となれば、秋になったとしてもクーラーを使用せざるを得ないので、屋外と室内の温度差が一〇度以上になる日が長くつづくことも多くなってしまいます。

その温度差を一日に何度も体感することが徐々に負担となり、自律神経が失調して、夏バテから秋バテへとなってしまうことが多いのです。だからといって、真夏日・夏日にクーラーを止めてしまうと、室内で熱中症になることもあるので注意が必要です。

②低気圧

夏には、高気圧の日が続くことが多いのですが、秋に入ると低気圧の日が多くなってきます。低気圧になると、空気中の酸素濃度が低下傾向になるため、自律神経に負担がかかることになります。

③食生活

秋になると、胃の悪い人が増加します（上部消化管内視鏡検査を受ける人が増加することにもあらわれています）。

これは夏に、冷たい飲み物などを摂り過ぎて、胃に負担をかける生活を続けた結果といってよいかもしれません。また食欲の秋だからといって、食べ過ぎてしまうことも一つの要因でしょう。

では秋バテには、どのような症状がでるのでしょうか。

それは、体がだるい、疲れやすい、食欲不振、胸やけ、胃もたれ（胃部不快感）、無気力などの症状です。

では、どのようにして秋バテをのりきればよいのでしょうか。

A 食生活を見直す

まずは、食生活からです。食事はできるだけ規則正しく三度摂るようにします。元気をだしたいからといって、ニンニクやスパイスを使用した物を多く摂りすぎると、かえって胃を刺激することになり、胃に負担がかかって、食欲を低下させる原因になります。さらには冷たいものばかりではなく、あたたかい飲み物や汁物を意識的に食事に摂り入れるとよいでしょう。

つまり一汁三菜の家庭食で、メインは魚などにしておけば、胃には負担が少なく、しっかりカロリーも摂ることができるのです。

B クーラー対策も必要

日常生活のなかでクーラーを使うことがまだまだ多い季節ですが、屋外との温度差が大きくなりすぎないように注意しましょう。

公共の場や電車内、ビル内では、クーラー対策として、薄手の上着やひざ掛けなどを用意し、上手に体温調節することが必要です。

C　入浴法

また入浴は、シャワーだけではすまさずに、三八から四〇度前後のお湯に入浴し、副交感神経を優位にすることでリラックスモードに入るようにしましょう。この結果、体が自然とあたたまり、血行がよくなったりして、疲労感の回復にもつながってくるのです。

D　ウォーキング

さらには日中、一回は外に出て歩くこと（ウォーキング）。ウォーキングは、自律神経機能の改善にもよいでしょう。

第5章

高温多湿による食の変化に対応する

二〇一八年の猛暑日と真夏日

二〇一八年は、冬から一気に夏日をむかえ、梅雨の日数は少なく、これまた一気に真夏日となったような印象でした。

では、どの程度だったのか。

私の住む東京都国立市に隣接する府中市と東京二三区、そして、暑さで有名な埼玉県の熊谷市を抜いた、群馬県館林市の猛暑日などの状況をまとめた表（101ページ）をみてみましょう。

近年、とくに夏場における地球温暖化の影響もあってか、高温多湿によって疲労を強く感じるため、日本人の肉食傾向が増えているように思います。

一九五〇年頃にはじまった、疲労感が強い時はエネルギー補給のため肉食にするとよい、とする説の影響かもしれません。

また、腸の調子が悪くなる人も比較的多く、腸内環境の改善のためには乳酸菌を多く含むヨーグルトを摂る人が多くなっています。その一方で、発酵食の効能もさ

猛暑日の状況

	猛暑日	真夏日	平均気温30度以上	最低気温25度以上
東京二三区	12日	68日	11日	42日
府中市	16日	65日	12日	25日
群馬県（館林市）	37日	85日	21日	33日

集計期間　2018年1月1日～2018年10月29日（weather time-j.net より引用）
注：25度以上の最低気温：熱帯夜にほぼ相当

かんに言われるようになりましたが、あまり明確なエビデンスを示すデータがいままでありませんでした。

つまり、先にも述べました甘酒が、腸内環境をよくするということが明確ではなかったのです。夏場は便秘の人が増加する季節です。そこで夏場における「飲む点滴」ともいわれる甘酒に注目しました。というのも、甘酒を飲むと腸の調子がよくなるといってくる人が数多くいたからです。

発酵食――甘酒で腸内環境・免疫力アップ

甘酒の大腸への効果を検討しているうちに、麴菌のパワーについて知りました。動物実験ではありますが、甘酒が腸内環境をよくするというデータが認められてきたのです。

そこで、人間でも甘酒が腸内環境をよくしてくれるかどうかを調査しました。私のクリニックに来院し、酸化マグネシウムを服用している通院中の慢性便秘症の患者さん（調査の対象は一九人の女性の慢性便秘症の方）へ、甘酒を毎日摂取していただきました。なお、この調査はヘルシンキ宣言にのっとっておこないました。

ここで、日本の伝統食材である、酒粕と米麹を使用した甘酒を摂取することによる効果について述べていきます。

甘酒は、奈良時代の「日本書紀」や平安時代の「延喜式」にも登場する起源の古い飲料で、江戸時代には一般に飲用されたとの記述があります。甘酒は古くから日本に伝わる発酵食品で、善玉の腸内細菌のエサになる食物繊維やオリゴ糖を豊富に含んでいました。

その主原料には酒粕と米麹があり、酒粕あるいは米麹の一方のみを用いてつくられる甘酒も多く存在します。

近年、日本の伝統食材である甘酒が、現代人の健康を支える機能性食材として注目され、健康機能に関する研究も進められています。

酒粕や米麹に含まれる成分には、腸内環境の改善、肥満の抑制、脂質代謝の改善、コレステロール上昇の抑制、血圧上昇の抑制、骨粗しょう症・血流の改善、健忘症の予防などの効能があることがわかりました。

また甘酒は、一般食品であることから日常的に飲用される機会が多く、アルコール分が高い製品でなければ、安全性が懸念されることもない飲料です。

そのため、軽度便秘症と診断され、便秘外来に来院されるような方にも、糖質の摂取量に注意を要するといったような他の疾患（たとえば、糖尿病など）がなければ、水分摂取の一環としても甘酒の飲用は有用なのです。と同時に、発酵食品であることから腸内細菌叢を改善して腸の働きを高めることが期待できるのです。

しかも、甘酒をあたためて飲めば、内側から腸をあたためるのにも役立ち、二重の意味で腸冷え対策になります。

私は腸に対する甘酒の効果を調べるため、市販の缶入りの甘酒を使って検討をおこないました。一九人の患者さんに、一日一本（一九〇ミリリットル）の甘酒を三〇日間飲んでもらい、便通などの変化を調べたのです。

缶入りの甘酒を用いたのは、成分が安定していて検討に適しているからです。

その結果、一九人中一八人の、「便通の改善（楽に排便できる）」「排便回数の増加」「下剤（酸化マグネシウム）の錠剤が減らせた」などの効果がみられました。

また、便の形状についても訊ねたところ、実験の開始時には、三一・八パーセントだった「泥・水状」という回答が、甘酒の摂取後には六・五パーセントに減り、「バナナ状」という答えが五九・一から八三・九パーセントへと大幅にふえました。

また、排便臭も「強い」という人が減って、「気にならない」という人がふえたのです。

これらの結果から、甘酒が確かに、腸の働きを促進することがわかりました。

過去の研究によると、試験管内での実験ではありますが、甘酒に含有される麴菌から産生される酸性プロテアーゼという酵素がビフィズス菌をふやすということも報告されています。

あわせて、以下のようにして、甘酒の保温効果も検証しました。

二〇〇ミリリットルのビーカーに、

①甘酒
②一五パーセント濃度のデンプン水溶液
③一五パーセント濃度の砂糖水
④純水（不純物を含まない水）

をそれぞれ一九〇ミリリットル入れ、かきまぜながらヒーターで四五から四六度になるまであたためました（②③の濃度は①と同等）。

その後、温度低下の様子を観察・記録しました。

すると、温度が一度下がるまでにもっとも長い時間を要したのは、①の甘酒でした。甘酒の温度保持効果はその後も続き、①、②、③の順に温度が高く保たれたのでした。

この結果から、甘酒が腸に対するあたため作用を発揮して、症状の改善効果にも影響したと推測できます。


味噌などの発酵食品の摂取が減っている日本人にとっては、甘酒は手軽においしく飲めて、腸を元気にする切り札になりうるでしょう。

甘酒には、米麹でつくるタイプと酒粕でつくるタイプがありますが、腸冷え対策には両者とも役立ちます。

酒粕は少量のアルコールが含まれるので、未成年者はもちろん、お酒に弱い人やお昼などには、飲用に注意が必要です。米麹タイプなら、そうした心配なしに飲むことができるでしょう。

なぜ、麹菌が良いか——広島大学の研究

先にも述べましたが、以前より試験管内での実験で、麹菌から産生される酸性プ

ロテアーゼという酵素が、ビフィズス菌を増加させる作用があることが指摘されていました。

二〇一七年、広島大学大学院生物圏科学研究科の加藤範久教授らによって、動物実験ではありますが、腸内で麹菌の酸性プロテアーゼがビフィズス菌を増加させることが提示されたのです。それは次のとおりでした。

彼らは、天野エンザイム株式会社との共同研究により、ラットの動物実験において米麹菌から産生される酸性プロテアーゼ（タンパク質分解酵素）が腸内ビフィズス菌を著しく増加させる因子であることを発見したのです。

これまで、麹菌発酵ごぼうや米麹が腸内のビフィズス菌を増加させる現象は、すでに加藤教授らによって確認されていました。しかし、どのように作用しているかは、明らかではありませんでした。

今回の報告は、麹菌プロテアーゼの健康への直接の効能を示すもので、麹菌発酵食品の効能を探る上で、まったく新たな突破口を開くものだったのです。

ここで、この研究における成果のポイントと今後の展望を次にまとめてみたいと思います。

［研究成果のポイント］

・米麹菌から産生される酸性プロテアーゼが、腸内の善玉菌であるビフィズス菌を著しく増加させる成分であることを、ラットを使い初めて証明した。

・米麹菌の酸性プロテアーゼは、プレバイオティクス（大腸で善玉菌の栄養源となる）としてよく知られている「オリゴ糖」などとは作用機構がまったく異なると推測され、しかも、はるかに少量でビフィズス菌を増加させることも明らかになった。

・麹菌は、味噌や漬け物、清酒など日本古来の発酵食品の製造に広く利用されている。今後、麹菌由来のプロテアーゼを利用した腸内環境を改善する機能性食品や、新たな医薬品などの開発への応用も期待されている。

日本人の腸と麴菌

次に、日本人が昔から食事の時に摂っていた漬け物についてです。

このなかでも、京都の漬け物の一つであるすぐき漬けに含有される植物性乳酸菌のなかのラブレ菌について、さまざまなことが判明してきました。すぐき漬けから発見された植物性乳酸菌の一種であるラブレ菌は、腸内環境改善に有用なことがわかりました。


私のクリニックで、六ヶ月以上にわたって下剤を使用している、いわゆる一般的な慢性便秘症の患者さん（三八名）に対して調査を実施しました。対象としたのは女性で、平均年齢は三八歳でした。

女性の場合、月経の時期は、その影響により腸管運動が低下することを考慮して、四週間の摂取前期間と八週間の植物性乳酸菌（ラブレ菌）の摂取期間を設定し、自

図5　下剤使用総量の変化（慢性便秘患者）

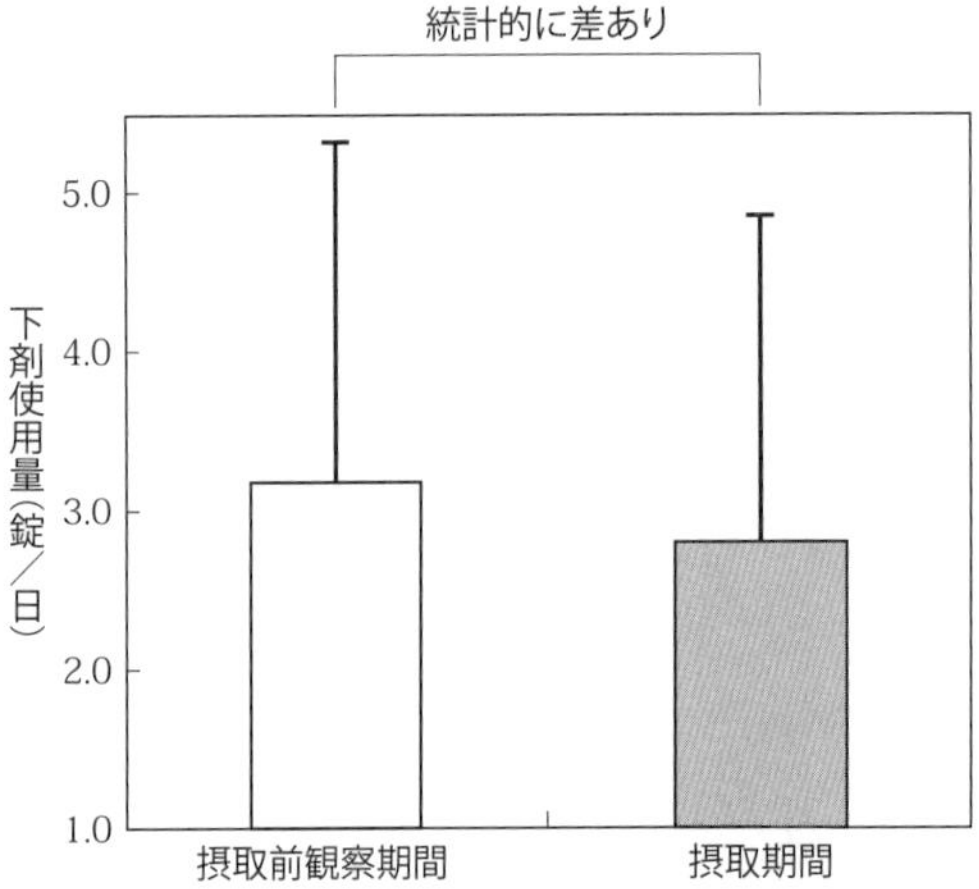

己回答アンケート調査で便通や下痢（酸化マグネシウム錠／三三〇ミリグラムなど）の使用について調査しました。

その結果、下剤の一日の使用量が明らかに減少することがわかりました（図5）。なかでも、副作用のリスクが比較的低い便秘薬の酸化マグネシウム製剤の服用量が、統計的にみても減量することが明らかになったのです。

このように、慢性便秘症のなかでも比較的軽症の患者さんに植物性乳酸菌（ラブレ菌）を八週間にわたって摂取してもらうことで、下剤を減量できることが判明しました。

普段から食べている食品によって、下剤の使用量が減らせれば患者さんのＱＯＬ（クオリティ・オブ・ライフ／生活の質）の改善につながります。

さらに、植物性乳酸菌（ラブレ菌）と酸化マグネシウム製剤との併用で慢性便秘症の症状が改善できるのであれば、アロエやセンナの茎を使用したアントラキノン系の下剤による副作用（大腸メラノーシス＝大腸黒皮症など）の予防も可能となります。

そして何よりも、便秘改善効果で便の滞留を防ぎ、排泄を促すことができるのであれば、大腸癌の予防にもつながるというメリットが期待できるのです。

ラブレ菌は腸で生き抜く力が強い

植物性乳酸菌は、多くの場合、たとえば漬け物のなかのように、温度が低く、栄養分となる糖も少なく、塩分濃度が高いなかで生息しています。

つまり、栄養分にあふれ、あたたかな温度にも恵まれているなかで生息している動物性乳酸菌よりも、厳しい環境のなかでも生き延びていることから、その生命力の高さが期待されるのです。

実際のところは、どうなのか。

カゴメ研究所が植物性乳酸菌（ラブレ菌）を使った実験をおこないました。

ただ、人間のお腹のなかで、どのくらい生きているのかを直接みることはできません。

そこで、人のお腹のなかの環境を試験管のなかにつくりだしました。そして、ラブレ菌と、ラブレ菌と同じブレビス菌の基準株、さらに、当時、社内で商品にも使っていた動物性乳酸菌であるカゼイ菌を、人の胃液のような環境下に三時間、続いて腸液を模した環境のなかに七時間置き、その後、それぞれの生残を測定したのです。

その結果、ラブレ菌の生残は、同じブレビス菌の基準株や動物性乳酸菌であるカゼイ菌よりも明らかに高いことがわかりました（図6）。

図６　植物性乳酸菌は生きて腸まで届く力が強い

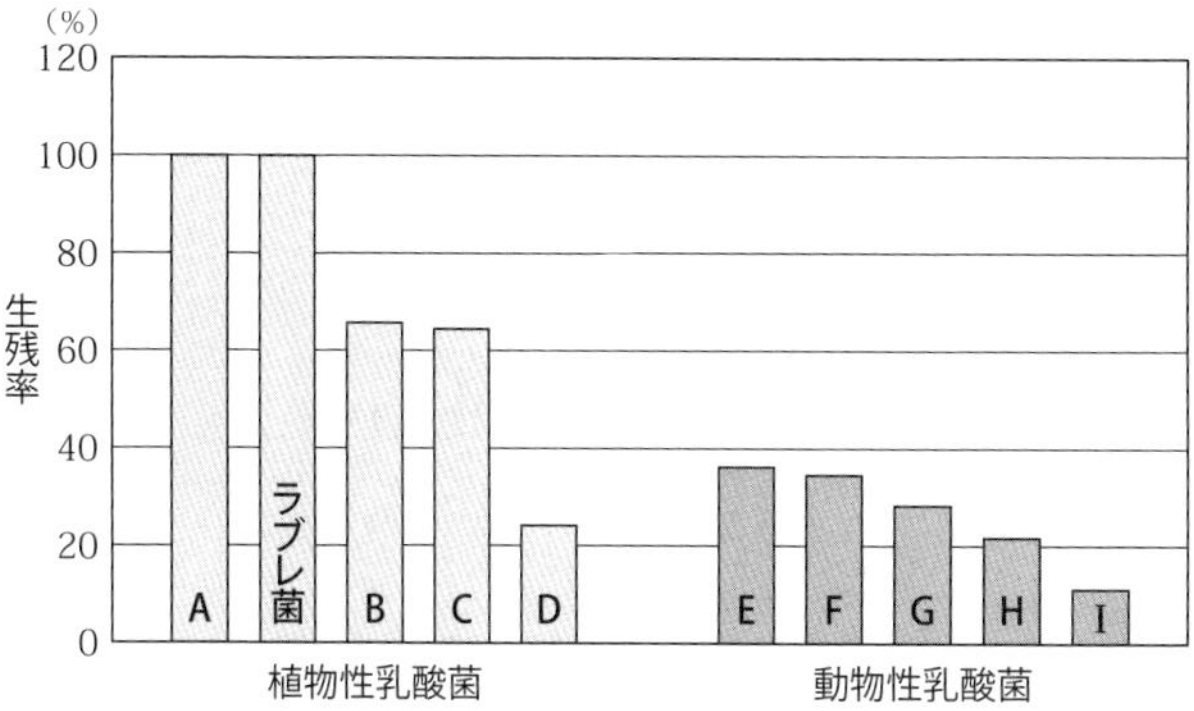

※乳酸菌を人工胃液に３時間，人工腸液に７時間入れた場合の生残率（ラブレ菌の生残率を100とした場合）を比較，A～Iはカゴメ（株）保有菌株。

カゴメ（株）

では、なぜ植物性乳酸菌の一種、ラブレ菌は、人の消化管のなかのような過酷な環境下でも生き残ることができたのでしょうか。

その要因の一つに、この菌がつくりだして菌の外に放出している多糖類の存在が関わっていると考えられます。

ラブレ菌の周囲には、網目状の構造がみてとれます。これが、菌がつくりだした多糖（ネバネバの成分）です。そして、この多糖の鎧をまとっていることが、菌体を過酷な環境から守ってくれていると思われます。

そしてこのことは、多糖を細胞外に放出しない変異株では、消化管を模した環境にさらした後の生残が大きく低下することからも、裏づけられるのです。

腸内フローラとメタボの関係

高温多湿になって体が疲れてくると、疲れをとるためにという理由で、つい過食になってしまう人も数多くいるでしょう。

過食になれば、人間の体にとって必要以上のエネルギーを摂取することになり、その結果、肥満症（メタボ）になりやすい人が出現してくるのです。

次のような生活パターンの人はとくに要注意です。

①早食い
②朝食を食べない
③運動不足
④何かしながら食べる

⑤生活が夜型である（夜更かしが多い）
⑥筋肉量が少ない
⑦肉食が多い
⑧野菜や果実の摂取量が少ない

朝食を摂らなかったり、野菜・果実の摂取量が少ないと、食物繊維摂取量が減少します。加えて肉類を多く摂れば腸に負担がかかるのは必至です。

意外に思われるかもしれませんが、腸内フローラ（腸内細菌叢、腸内環境）の状態がメタボにも影響を及ぼすことがわかっています。

つまり、食物繊維摂取量が減少することで、腸内環境（腸内フローラ）が悪化し、食物繊維からつくられる短鎖脂肪酸が減少し、その結果、インクレチンという物質の分泌が低下して、インスリンの分泌に影響します。そうなると血糖値が上昇しやすくなるのです。

これは、二〇〇六年にアメリカでおこなわれた研究が有名です。

肥満の人の腸内細菌と痩せた人の腸内細菌をそれぞれ別の無菌マウス（腸内細菌がいないマウス）に移植したところ、太った人の腸内細菌を移植したマウスだけが太った、というものです。

この研究は、マウスを用いたものでしたが、近年、人の腸内フローラを別の人に移植した研究でも、似たような結果が得られています。

このことは、肥満に特徴的な腸内細菌が肥満の原因になっていることを示すものです。太った人の腸内フローラは、痩せた人と比べて、私たちが食事から摂取したエネルギーを効率よく活用できるようにしているのかもしれません。

第6章

キーワードは「腸冷え」を防ぐこと

なぜ冷えると腸の動きが悪くなるのか

近年、夏になる前に、夏日や猛暑日になることはまれではなくなってきました。そういう時には、室内や電車、自動車などを急にエアコンで冷やすことになります。その結果、外気と室内などの気温差が急激に大きくなり、お腹を冷やしてしまうのです。

そもそも、冷えの元となるのは気温や服装、食習慣などによっておこる血行不良が原因です。血行不良によって栄養素が全身に回りにくくなったり、細胞のはたらきが低下したりすることがあるのです。

この冷えが慢性化すると、腸そのものが冷えて動きが悪くなるうえ、血管や内臓のはたらきをコントロールする自律神経の調子もくるい、交感神経が優位になって、腸の働きをさらに悪化させてしまうのです。

私は大腸の内視鏡検査をする前、大腸をカラにするために服用してもらった腸管

図7　大腸をあたためるとリラックス効果が

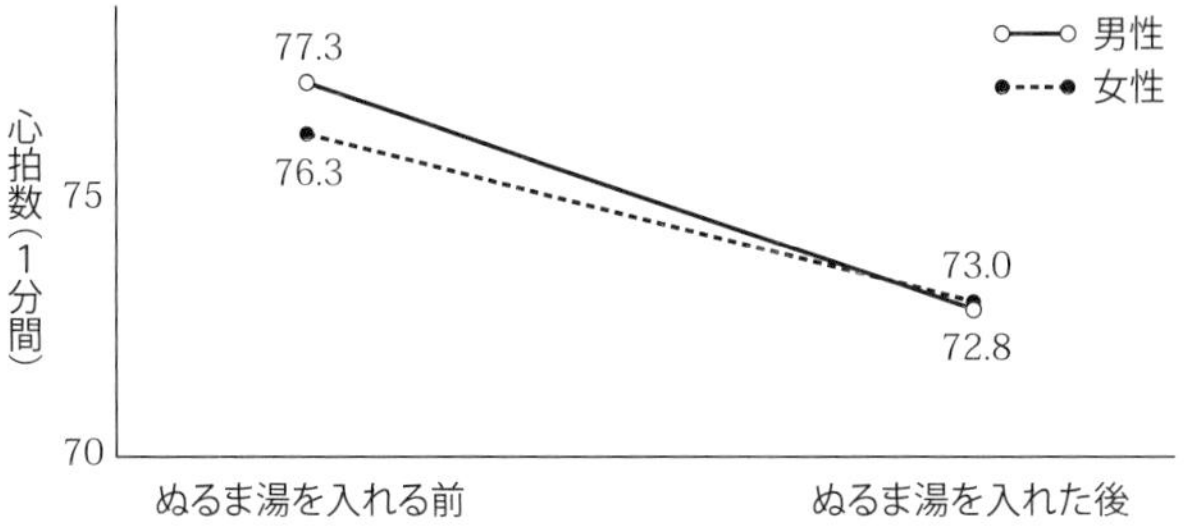

リラックスして心拍数が下がり，副交感神経が優位になったことがうかがえる

洗浄液の泡を消す目的で、微温湯（ぬるま湯・約五〇〇ミリリットル）浣腸（洗腸）を施行します。

そうすると、大腸があたためられてやわらかくなり、内視鏡が挿入しやすくなります。さらに多くの患者さんが微温湯浣腸後に、「お腹があたたかくて気持ちいい」と述べています。

そこで実際に、ぬるま湯を入れる前後で患者さんの心拍数を測ってみたところ、多くの方が副交感神経のはたらきがよくなって心拍数が下がり、リラックスすることがわかりました（図7）。

大腸があたたまって副交感神経が優位になると、停滞していた大腸がはたらきはじめるのです。

大腸の状態がよくなると、腸管の免疫力もアップする可能性があります。小腸には、ウイルスやがん細胞などの異物を排除する免疫細胞やリンパ球の六〇パーセント以上が集まっており、腸内環境と免疫機能には密接な関係があることがわかっています。

自律神経と大腸の関係は、次に示すとおりです。

交感神経

昼に活発になり、心身が活動しやすい状態にする。緊張しているときや興奮しているときにはたらく神経。大腸のぜん動を制御

副交感神経

夜に活発になり、心身が休息しやすい状態にする。リラックスしているときにはたらく神経。大腸のぜん動を促す

ではここで、腸の冷え度をチェックしてみましょう。

あなたの腸の冷え度をチェック！

次の質問に当てはまるものにチェックを入れてください

□下半身や足先、手先などが冷えやすい
□湯船にあまりつからず、入浴はシャワーだけのことが多い
□腕や足を露出する服や、お腹が出る服を着ることが多い
□車や電車での移動が多く、あまり歩かない
□運動や体を動かすことがあまり好きではない
□朝は食欲がなく、朝ごはんを抜くか、飲み物だけということが多い
□温度差が激しくなると（朝と昼の気温差や、あたたかい部屋から寒い脱衣所への移動など）、体調が悪くなる
□お腹が冷えると、腹部膨満感や便秘になりやすい
□夏はクーラーの効いた室内にいることが多く、手足が冷たい
□ビールなど冷たいお酒が好きでほぼ毎日飲んでいる

チェックの数が〇から一

腸の冷え対策はバッチリ！　もし、それでも便秘や下痢など腸の不調を抱えているなら、別の原因があるかもしれません。これを参考に腸に負担をかけていることはないかをチェックしましょう。

チェックの数が二から四

まだ、あまり自覚症状がない方もいるかもしれませんが、徐々に腸が冷えはじめています。体をあたためる習慣を取り入れて、健《すこ》やかな腸を取り戻してください。

チェックの数が五から七

危険信号が点滅！　かなり冷えが進んでいます。腸だけでなく、体全体も冷えを感じているのでは？　まずは生活習慣を見直して、何が腸を冷やしているのかを自覚し、変えていきましょう。

チェックの数が八から一〇

腸も体も相当冷えきっています！　冷えが原因で腸が不調になっている可能性が高いでしょう。このままの生活を続けていると、症状がさらに悪くなる恐れもあります。いますぐ生活を変えましょう。

大腸の動きが悪くなっておこる状態とは

体や腸が冷えると、腸のはたらきが悪くなり、そこからさまざまな不調をひきおこします。その代表格が便秘や腹痛、下痢、お腹の張り、残便感などでした。

くり返しますが、通常は胃に食べ物が入ると、胃・結腸反射のはたらきで大腸内にたまっていた食べ物の残渣（残りカス）が下行結腸まで移行し、大腸の収縮（大ぜん動）運動がおこって便を直腸に送り出し、排便できます。

正常だと一日一から三回程度、一日二〇〇グラム以下、水分量が六〇から八五パーセント程度の排便があります。わかりやすくいうと、バナナ一から一・五本程度の量で、コロコロしておらず、やわらかい状態の便です。

冷えなどによって腸のはたらきが停滞すると、この排便メカニズムが正常に作用しなくなり、便秘や腹痛、「停滞腸」などがおきてしまうのです。

停滞腸とは、私の造語で、お腹の張りやガスだまり、残便感など、腸の運動が低下している状態の総称です。このような状態の方たちは、腸の運動が停滞しているためにおこる、さまざまな不快症状を抱えています。

また、大腸がはたらかなくなると腸内フローラ（腸内細菌叢）に異常がおこり、水分などの吸収がうまくいかなくなるなどのトラブルがおき、下痢をひきおこすことにもつながるのです。

ここで排便のメカニズムについて、今一度まとめておきましょう。

排便のメカニズム

①口から食べた物は、胃で三から四時間かけて消化・吸収され、大腸の入口まで到達する

②胃に新たな食べ物が入ると腸を刺激し、食べ物のカスは大腸へ

③大ぜん動のはたらきによって、さらに一〇から二〇時間かけて下行結腸まで移動する。その間に水分が吸収され、固形の便になる

食事を抜いたり、腸の冷えなどによって腸がはたらかなくなると、この大ぜん動のはたらきが停滞するため、便秘をおこしやすくなるのです。

腸をあたためる食材が大切

近年の食生活で腸にダメージを与えている要素は、季節の変化や、冷暖房器具の過剰な使用にくわえ、食事回数の減少などによる食物繊維の不足でした。ただし、これだけではありません。

前述のように、一汁三菜の食事が普通であった時代から、ワンプレートの食事やスナック食がふえてきたことで、あたたかい汁物を摂る機会が減りました。

もちろん、いまでも味噌汁やスープなど、あたたかい汁物を摂ることはありますが、ほぼ毎日、毎食のように味噌汁を飲んでいた時代とは、比べものにならないく

らい減っているでしょう。

ところで、私は、消化管の運動をうながす食材や成分を「消化管作動性物質」と名づけていますが、その筆頭格がエキストラバージン・オリーブオイルです。

私は、エキストラバージン・オリーブオイルの保温効果を調べるため、日清オイリオグループの研究所で、ある調査をおこないました。あたたかいミネストローネスープ（三〇〇ミリリットル）を、

①そのまま飲んだ場合

②飲む前にエキストラバージン・オリーブオイル（一〇ミリリットル）を回しかけて飲んだ場合

との体温の変化を調べたのです。

そのほかは同じ条件にして、同一人物で計測し、それぞれ飲んだ直後から、三〇

分ごとに体温を測りました。

その結果、①は、飲んだ直後から体温がやや上がるものの、九〇分後には下がりました。それに対して②は、飲んだ直後から①より体温が高くなったうえ、九〇分を過ぎたあとも高温をキープしました。その差は、サーモグラフィの画像をみれば一目瞭然です。

その保温力の秘密は「油膜」にあります。エキストラバージン・オリーブオイルを回しかけることで、スープの表面に油膜ができるため、冷めにくくなり、摂取したあとも保温力が持続するのです。

またビーカーに入れた八〇度のお湯を、

①そのままおく
②エキストラバージン・オリーブオイルを加える
③サラダオイルを加える

という三つの条件で、温度の下がり方をみる実験もおこないました。すると、①よりは当然、②③のほうが温度は持続しましたが、③と比べても、エキストラバージン・オリーブオイルを加えた②は、明らかに高い温度が保たれました（特許出願中）。

「効果の秘密は油膜」といっても、油ならなんでもよいわけではありません。薄く均一に拡がるエキストラバージン・オリーブオイルだからこそ、高い保温効果が得られるのです。

日ごろ、せっかくあたたかいスープや料理を摂るのであれば、エキストラバージン・オリーブオイルを少し回しかけるだけで、腸のあたため効果がぐんと高まります。

「和風の料理には合わないのでは？」と思うかもしれませんが、そんなことはありません。

私は、日本食の塩分をやや控えめにし、麴菌や植物性乳酸菌などによる発酵食を多く摂り、砂糖をオリゴ糖に置きかえたうえで、エキストラバージン・オリーブオイルをプラスした料理を「地中海和食」と名づけて推奨しています。

和食の欠点である甘じょっぱいを、砂糖をオリゴ糖に置きかえることで、血糖値をあげずに腸内環境もよくするのです。

オリーブオイルを多用する地中海料理と日本食とは、食材の構成がよく似ています。日本食では、摂りすぎになりがちな塩分と糖分を控えめにして、風味豊かなエキストラバージン・オリーブオイルを加えれば、ヘルシーでおいしく、腸にもよい食事になるのです。ぜひお試しください。


では、ここで三つほど、簡単につくれる地中海和食のレシピを紹介しましょう。

まずは、手軽につくれるカップスープや、具だくさんの味噌汁です。

マグカップに水とコンソメ（キューブまたは顆粒）、野沢菜漬け（すぐき漬けやキムチでも可）を入れて、電子レンジであたためて、最後にエキストラバージン・オリーブオイルを回しかけます。

この「オリーブオイルの漬け物スープ」は、あるテレビ番組の企画で一〇人に試したところ、全員の排便がよくなったという結果が出ました。野沢菜漬けの乳酸菌も摂取できる、おすすめの即席スープです。さらに具だくさんの味噌汁に、エキストラバージン・オリーブオイルをまわしかけても、美味しくて体にもよいのです。

次は、オリーブオイル納豆ごはんです。

ごはん一膳に納豆ひとパックを用意。まずは、納豆とエキストラバージン・オリーブオイルとしょうゆ、または塩を適量かけて小鉢でよくかき混ぜる。好みで小ねぎなどの薬味をいれ、あとは、ごはんに乗せて食べるだけです。

納豆にオリーブオイル!? と思われるかもしれませんが、オリーブオイルがまろやかさと爽やかさを添えてくれるので、意外と合います。

最後に、刺身のカルパッチョを紹介しましょう。

好きなお刺身を皿に並べて、塩を振る。上からたっぷりのエキストラバージン・オリーブオイルをかけて、小ねぎを散らすだけ。

いつも食べているお刺身が、オリーブオイルをかけるだけで、ちょっとした地中海風料理になります。どんなお刺身でも美味しいですが、ホタテなどの貝類もおすすめです。

シナモン

次に、腸をあたためるのに効果的なシナモンの効用をみていきましょう。

シナモンというと、飲み物やお菓子に使うイメージが強いかもしれませんが、実は、「桂皮」という名前で漢方薬に使われている生薬（漢方薬の原材料）でもあります。

クスノキ科の「ニッケイ」という木の樹皮で、独特の風味があります。漢方では、冷えや腹痛、腸炎などに用いる桂皮加芍薬湯、慢性胃炎や胃腸が虚弱な場合に用いる安中散など、多くの処方に使われています。

血行をよくする作用とともに、整腸作用や消化促進作用があるので、冷えた腸をあたためて、元気にするのに効果的です。

シナモンは、生薬である一方、手軽に使えるスパイスとしてパウダーにもなっているのがうれしいところです。シナモンパウダーは、紅茶などの飲み物やスープ、サラダ、トーストなどにパッパッと振りかけて使うことができて、とても便利です。ただし、シナモンには、甘さ・苦さ・辛さの混じったような独特の香りと風味があります。その風味が好きな人は問題ありませんが、好みの合わない人がいるかもしれません。ちなみに私は、シナモンの香りが好きで、よく紅茶などに振りかけて飲んでいます。

合わない人は、無理をせず、本書のほかの方法で腸をあたためればよいでしょう。

また「味に変化をつけたい」、前述の「甘酒の健康効果を高めたい」という人は、甘酒に好みの量の純ココアパウダーを加えて、「甘酒ココア」にするのもよい方法だと思います。

ココアの効能については後述しますが、スプーン一杯分（二〇グラム）の一〇〇パーセント純ココアを使ったとすると、この一杯で四・六グラムもの食物繊維が摂取できるのです。

甘酒の甘みと、ココアのほろ苦さは相性が良く、また違った味わいが楽しめます。さらには食物繊維の摂取量を増加させることが可能なのです。

ただし、甘酒にはブドウ糖が含まれます。糖尿病の人が飲みすぎたり、空腹時に飲んだりすると、血糖値を上げる危険があるので要注意です。糖尿病の人は、甘酒を摂る分、間食などほかの糖質を減らしたうえで、比較的血糖値が上がりにくい食後に飲むとよいでしょう。

冬に抵抗力をアップさせる食材

冬、カゼをひいた時、昔は、卵酒を飲むという習慣がありました。この生卵には、グルタミンというアミノ酸が多く含まれています。グルタミンはグルタミン酸（グルタミン酸ナトリウムなどの旨味調味料）とは異なり、生魚などにも多く含まれています。

腸の大切な働きには免疫があります。その栄養分として欠かせないのが、アミノ酸の一種である「グルタミン」なのです。グルタミンが足りないと、免疫力が低下してしまいます。

グルタミンは、免疫機能のかなめである小腸のもっとも大切なエネルギー源で、粘膜を修復したり、粘膜の細胞の働きを高めて吸収をうながしてくれます。またリンパ球の栄養分でもあります。さらに、大腸のエネルギー源としても二番目に重要(一番は、食物繊維が腸内細菌によって分解されてつくられる「酪酸」)です。

グルタミンは筋肉などで合成されるので、体に負担がなければ栄養素としてあえて摂る必要はありません。

ただし、体に負担がかかったとき、たとえば病気やダイエットや激しいストレスを受けると、大量に消費されて足りなくなってしまうのです。

肉、魚、卵などに多く含まれますが、四〇度以上で性質が変わってしまうため、生で摂る必要があります。主食で摂るなら発芽大麦がいいでしょう。大麦を発芽させ、外側の部分も削らずに食べやすくしたもので、これなら毎日おいしく摂ることができます。

グルタミンを多く含む食べ物は次の通りです。

グルタミンをたくさん含む食べ物

・生卵
・生魚（刺し身）
・生肉（タルタルステーキ）
・発芽大麦

最後に、腸をあたためるのにとても効果のある、ココアとカレーについて詳しくみていきましょう。

ココア

まずは、ココアの効能についてです。

ホットココアというと、寒い冬に体を芯からあたためてくれるイメージが強い飲み物です。そのココアは、実は腸にもたいへんよい食品です。ココアには、便通をよくする食物繊維がたっぷりと含まれているからです。

それだけではなく、ココアは、血流を改善し、体をあたためる効果にもすぐれています。ですから、腸をあたためてその働きをうながすのにぴったりなのです。

私は、森永製菓株式会社の協力のもと、マグネシウム製剤を服用中の慢性便秘症の患者さんで、二〇から六〇歳の女性数人に、カカオ七〇パーセントのココアを四週間摂取してもらい、便通と、下剤（マグネシウム製剤）の服用量がどう変わるかを調べました。

すると、カカオ七〇パーセントのココアの摂取後は、便通がよくなり、マグネシウム製剤の服用量が一・〇九から〇・八六グラムまで、有意に（統計的に差が認められるレベル）減少したのです。

ココアを普通に飲むだけでも、このように腸をあたためるのに役立ちますが、さらに効果的な方法として、私がお勧めしているのが「オリーブ・ココア」です。

オリーブ・ココアとは、ココアをお湯に溶いたあと、エキストラバージン・オリーブオイルとオリゴ糖を加えたもので、腸冷えと停滞腸に効果的なドリンクです。

私は、その有効性を確かめるため、オリーブ・ココアと普通のココアをそれぞれ三〇〇ミリリットル飲んだ場合の、飲用後の体温の変化を比較しました。すると、多くの被験者で、オリーブ・ココアのほうが、体温の高い状態が長く保持されるという結果が出ました。

普通のホットココアにも腸をあたためる作用はありますが、エキストラバージン・オリーブオイルとオリゴ糖を加えることで、その効果をさらに高められるのです。手軽にプラスして効果を高めましょう。

カレー

日ごろ、なじみのあるメニューのなかで、カレーは冷えた腸をあたためて活発に動かすので、とても効果的です。

カレーを食べたとき、全身がほてるような感じがしてジワッと汗をかくことは、どなたも経験していることでしょう。これはカレーに含まれるさまざまなスパイスによる作用です。感覚的なものだけではなく、このときに腸もあたたまっています。

カレーには、ターメリック、シナモン、ジンジャー、クミン、コリアンダー、クローブ、チリペッパーなど、健康効果を持つスパイスが豊富に含まれています。なかでも腸をあたためる効果の高いのが、ターメリックやシナモン、ジンジャーです。日本薬科大学の丁宗鐵学長は、カレーのスパイス効果に関する、次のような研究をおこなっています。

シナモンやジンジャーなどのスパイスがたっぷり入っているカレーと、味を似せてつくった（スパイスがあまり含まれない）カレーを、冷えを訴える女性に食べてもらい、それぞれの場合の体の表面温度や深部温度を比較しました。

すると、スパイスをあまり含まないカレーの場合は、一時的には体温が上昇しましたが、食後しばらくすると、体温が元に戻りました。それに対して、スパイスをたっぷりと使った本物のカレーを食べたグループでは、九〇分たったあとも、体温が上昇し続けたのです。

腸冷えや停滞腸を改善するには、定期的に、スパイスをたっぷり含む風味豊かなカレーを食べることが役立ちます。市販のカレールーにもスパイスは含まれていますが、そこに好みのスパイスを足せば、さらにしっかりと摂取できます。ミックススパイスであるガラムマサラを常備しておいて、仕上がり直前に加えてもよいでしょう。

もうひと手間かけて、よりスパイシーなカレーを食べたいときは、自分でスパイスを調合してはいかがでしょうか。

本格的なスパイスカレーは難しいと思いがちですが、簡単につくることもできます。刻みタマネギをよく炒め、適宜、水をさしながら、好みのスパイスを加えてまぜ、味を調《ととの》えたあとに具材を加えて炒めれば出来上がりです。

カレーに限らず、炒め物やサラダ、スープなどに、粉状のカレーやガラムマサラを振りかけてカレー風味にするのもおいしいでしょう。

さらに、より手軽に、しかも効果的に、スパイスのあたため効果を得る方法もあります。これは、あるきっかけから私が考案しました。

実は、二〇一一年に日本を襲った東日本大震災のあと、被災地ではトイレ不足や急激な環境変化により、便秘などの腸トラブルが頻発しました。「それを解決できる方法はないか」と、ある新聞社から私のところに問い合わせが舞い込みました。

まだ寒い時期で、ストレスに加えて腹部が冷えることも、腸トラブルの原因と考えられました。そこで、被災地でも比較的手に入りやすく、調理も簡単なカレー味のカップ麺に、排便促進効果や保温効果を期待して、エキストラバージン・オリーブオイルを加えることを提案したのです。

スパイスのあたため作用を、エキストラバージン・オリーブオイルで増強する合わせ技で、手軽に腸への効果を高められました。

被災地だけでなく、ふだん、忙しいときにも活用できる方法です。もちろん、普通のカレーにエキストラバージン・オリーブオイルをたらすのも効果的でしょう。

終章

新たな養生法を知って〝腸寿〟を目指そう

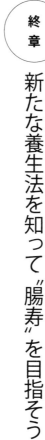

暦の上での四季と、いまの季節感はどれだけ違うか

ここまで腸を活性化する方法やあたため方について述べてきました。

これまでのことから、明らかに季節は変わり、さらに食生活や生活スタイルそのものも変わってしまい、いままでの養生法では対応しきれないことがわかったと思います。

そこで、私の考える新たな養生法が必要となってくるのです。

東洋医学を基盤とする養生法に関する本をみますと、暦の上での四季とその移り変わり（二十四節気）などが記載されています（『女性のための漢方生活レッスン』〈主婦の友社〉参照）。

その暦の上でのそれぞれの季節の移り変わりをおさらいしながら、いまの季節感とのずれや体調の変化などを考えてみたいと思います。

まずは春からです。

〝春〟

二月四日　立春（節分の次の日。この日から、立夏の前日までが春）
二月一九日　雨水（雪が雨に変わり、積雪や氷も解けるころ）
三月六日　啓蟄《ケイチツ》（虫たちが冬眠から目覚め、穴から出てくるころ）
三月二一日　春分（昼夜の長さがほぼ同じになる日。このあと夜より昼の時間が長くなる）
四月五日　清明（すべてが生き生きとして清く明るい空気が満ちるころ）
四月二〇日　穀雨《コクウ》（穀物をうるおし育てる、春の雨が降るころ）

暦の上での「春」はこのようになっています。
現在の季節感では、二月はもっとも寒く、最高気温一〇度以下、最低気温が五度以下の日がまだまだ続きます。そして年によっては、大雪にみまわれたりすることもあるのです。

この寒い二月が一年中のなかで、もっともお腹が冷えるためか、排便力の低下、つまりは便秘症状が悪化する人が急増するのです。
そして何度も述べてきたように、最近では四月に入ると急に暑くなり、最高気温が二五度以上になる夏日を記録することもあるほどで、この温度上昇の落差（一〇度以上）が腸の調子に大きく関与するのです。

〝夏〟

五月五日　立夏（夏の始まる日。この日から立秋の前日までが夏）
五月二一日　小満（草木が生長し、天地に満ち始めるころ）
六月六日　芒種《ぼうしゅ》（稲や麦など、芒《のぎ》のある穀物の種をまくころ）
六月二一日　夏至（一年でもっとも昼の時間が長い日）
七月七日　小暑《しょうしょ》（本格的な暑さが始まり、梅雨があけるころ）
七月二三日　大暑（一年でもっとも暑さが厳しくなるころ）

近年、五月のゴールデンウィークのころには、夏日（最高気温二五度以上）を数える日もめずらしくなくなってきました。それだけ地球温暖化の影響は大きいのでしょう。さらに以前ですと、六月は梅雨で雨の日が多く、気温も二〇度前後の時が多かったと思うのですが、季節感はかなり変わってきています。

つまり雨の日が意外と少なく、梅雨明けも七月初めから中頃の時があり、あっというまに三〇度以上が続く真夏日になってしまうのです。

ちなみに、二〇一九年五月二六日、高気圧におおわれた上に大陸から真夏並みの暖気が流入し、北海道佐呂間町で五月の国内最高気温を二度以上も更新する三九・五度を観測するなど、各地で厳しい暑さを記録しました。

そして、七月下旬ころには、三五度以上の猛暑日が始まるのです。五〇年前には、この猛暑日というのは、考えられませんでした。

〝秋〟

八月七日　　立秋（秋が始まる日。この日から立冬の前日までが秋）

八月二三日　処暑《しょしょ》（暑さが落ちつくころ）
九月八日　白露（秋が本格的に始まり、草花に朝露がつくころ）
九月二三日　秋分（昼夜の長さがほぼ同じになる日。このあと昼より夜の時間が長くなる）
一〇月八日　寒露《かんろ》（秋も深まり草花に冷たい露がつくころ）
一〇月二三日　霜降（草も枯れ、霜がおり始めるころ）

暦の上では秋でも、まだまだ暑さは続きます。

とくに八月下旬までは、猛暑の日もめずらしいものではなくなりました。そして九月に入ってもまだまだ真夏日は続きます。

五〇年前には、九月に入って真夏日などはあまり考えられませんでした。九月一日に新学期で学校に行った時、暑くてたまらないなどという記憶はあまり、ありませんでした。

一〇月も比較的暑い日が多くなり、二五度以上の夏日、いや三〇度以上の真夏日も決してめずらしくないと思います。従ってクーラーをつけない日が意外と少ないのが現状でしょう。

〝冬〟

一一月七日　立冬（冬が始まる日。この日から立春の前日までが冬）
一一月二二日　小雪（冷え込みも強くなり、雪も降り始めるころ）
一二月七日　大雪（雪が降り積もるようになるころ）
一二月二二日　冬至（一年でもっとも夜の時間が長い日）
一月五日　小寒（「寒の入り」で、寒さが本格的になるころ）
一月二〇日　大寒（一年でもっとも寒さが厳しくなるころ）

五〇年前の一一月というと、コートは着なくても冬服を身にまとうことが多かったのではないでしょうか。
ところが現在、一一月の初めというと、最高気温が二〇度以上の日が多くなっているのです。そして一一月下旬ころになって、ある日の前日まで二〇度以上の日だったのが、急に最高気温一〇度以下になるなどという日があるのです。

このような突然の気温が低下する時に、腸が冷えるためか、排便力の低下を訴えてくる人が急増します。

かつて、一二月や一月の寒い季節には、朝、外に出るとバケツの水や池が凍っていたものです。しかし、いまでは、そのように真冬を感じさせる日は、本当に少なくなったと思います。

そこで、新たな季節に対応した養生法について考えてみたいと思います。

まずは、一年中健康に過ごすための基本的な食に関する養生法についてみていきましょう。

五〇年以上前と比較して、気候、気温が大きく変化してきた日本では、どのような食のあり方に変えれば、より健康的に長寿（腸寿）に過ごせるのでしょうか。

そのヒントとなるのは、日本各地の長寿地域の食生活やライフスタイルだと思います。

まずは、長寿地域における季節の食をみていきましょう。

長寿地域で暮らす人々の四季の食事をみてみよう

最近、話題になっているのは一〇〇歳長寿についてです。

京都府立医科大学循環器・腎臓内科の的場聖明教授らの研究グループは、日本の平均の二・八倍、日本一の一〇〇歳長寿が暮らす町、京都府丹後医療園（丹後地域：京丹後市、宮津市、伊根町、与謝野町）の「京丹後長寿コホート研究」をおこなっているそうです（日本抗加齢医学推誌Vol.14 No.4 14〜17、2018年）。

日本の一〇〇歳長寿の割合は、二〇一七年度で一〇万人あたり五〇人が平均で、京都府全体では六〇人、丹後地域は一三五人だったと示されています。

その京丹後市でも、一〇〇歳以上の人は海に面していて不便なところに住んでいる人が多いとも記載されていました。そして、この京丹後地域の気候は、年間の降雨量が二四〇〇ミリメートルにもおよび、そのなかでも冬季の一二月から三月までの降水日数は一二〇日にもおよんでいるそうです。また、一二月中旬以降には、降雪がみられ、山間部では積雪が二から三メートルになる多雪地帯ともいわれています。

では、このような一〇〇歳長寿が多い、丹後海岸地域の昭和のころの四季の食はどのようなものだったのでしょうか。

『聞き書　京都の食事　日本の食生活全集26』（農文協刊）には、京都府丹後医療園のある伊根町に住んでいた人の四季の代表的な食事の内容が記載されていましたので、ここで紹介したいと思います。

冬

朝食：麦飯、さい味噌（おかず味噌）、漬け物、梅干し、味噌汁

昼食：麦飯、魚を入れた味噌汁（大根やじゃがいもなどもいれる）、漬け物、あじの塩干し

夕食：麦飯、魚の煮つけ、煮しめ、漬け物（大根、しゃくしな、かぶらなど）、味噌汁

春

朝食：麦飯、漬け物、さい味噌、梅干し、味噌汁
昼食：麦飯、丸干し、桜干し、漬け物、ワカメ汁やたたき汁（いわしのすり身を入れた味噌汁）
夕食：麦飯、いわしの煮つけかさばの煮つけ、菜のひたし、切り干し大根の煮もの

夏

朝食：麦飯、煮しめ（細目昆布を入れる）、おし漬、梅干し、天じくり（じゃこのつくだ煮）、さい味噌
昼食：麦飯、煮しめ、あごまたは小魚のだしのじゃがいもの味噌汁、浅漬（きゅ

うり、なす）
夕食：麦飯、小魚の煮つけ、煮しめ、塩ゆでそらまめ、あるいはじゃこのしょう油がけ

秋

朝食：麦飯、天じくり、漬け物（浅漬）、さんしょうやいもづるの煮もの、赤とうがらしのこうじ漬
昼食：麦飯、へしこ、かぼちゃ、味噌汁、どんぶりもの
夕食：麦飯（ときどきいも飯）、塩からざあ（じゃがいも、なす、かぼちゃなどをいわしの塩辛で味つけしたもの）、ぞうご煮（えび網に入る小魚を炊いたもの）、夏がみ大根（たくあん）

このような食事内容は、昭和の初期から戦前のころの食事で、現在この地の一〇〇歳長寿の人々の多くが若い時に摂っていた食事内容と示唆されます。

その特徴は、大麦、味噌、漬け物、魚を多く摂る傾向にあることです。麦飯は米飯と比較してβ－グルカンなどの水溶性食物繊維が多いのです。さらには季節ごとにとれた野菜や魚などに味噌などを使って、上手に調理し、副菜としていたのです。

また、山梨県の上野原市棡原《ゆずりはら》地区（旧北都留郡上野原村）も長寿地域として有名ですので、その食生活もみてみましょう。

棡原地区は、山梨県の東端の地域で、東京都と神奈川県に接しています。海抜一三一二メートルの権見山の東の麓に位置し、断層の発達した鶴川の河岸段丘にできた集落です。年間降水量は一〇〇〇ミリメートル内外で、山は険しく谷は深いですが、気候は温暖なのだそうです。

この地区は、アップダウンが厳しく、自然と歩行することによって運動量が増加すると示唆されます。名物は酒まんじゅう（麹菌）やこんにゃく玉で、食べてみると素朴な味で、本当においしいのです。

この地区が最初に注目されたのは、一九六八年に古森豊甫医師が東北大学の近藤正二名誉教授をこの地に案内して、二泊三日で食生活に関する調査をおこなったところ、夫婦そろって日本有数の長寿村と認定したことにはじまります。

その後、一九七九年に腸内細菌の研究者で東京大学農学部名誉教授の光岡知足氏らの研究グループが棡原地区を訪れ、この地の高齢者の腸内細菌を調査しました。

そして、棡原地区の人々の腸が健康（腸内環境が良好）であることが、長寿のひとつの要因になっている可能性を指摘したのです。

このとき光岡氏らは、七〇歳以上の村人一七人（平均年齢八二・一歳）の便を採取して調べました。さらに東京都内の老人ホーム在住の高齢者三七人（平均年齢七八・四歳）、研究室の二五から四二歳の人々の三つのグループの便を比較検討しました。

その結果、棡原地区の高齢者は腸内フローラ（腸内細菌叢）のバランスがよく、実年齢よりも非常に若いことが判明しました。

この腸内フローラは、一般的に若い年代では、ビフィズス菌などの善玉菌が優勢で安定しています。これが六〇代あたりになると、ビフィズス菌が減少し、悪玉菌がしだいに増加してくるのです。とくに悪玉菌のひとつであるウェルシュ菌は、老化した腸内から多く検出される腸内細菌といわれています。

光岡氏らは、さらに、それぞれのグループでビフィズス菌とウェルシュ菌の検出率も調べました。

その結果、研究室のグループでは、ビフィズス菌の検出率が一〇〇パーセントだったのに対して、老人ホームのグループは七〇パーセントほどでした。また一〇人に三人の割合でビフィズス菌が検出されず、検出された人の菌の量も若い人たちの一〇分の一程度でした。さらに、ウェルシュ菌は、研究室のグループからは一〇人に四、五人ほどでしたが、老人ホームのグループからは八から一〇人と高い割合で検出されたのです。

棡原地区の高齢者はというと、ビフィズス菌は、研究室のグループと老人ホームのグループの中間程度、ウェルシュ菌は、研究室のグループ世代と同じ程度の割合でした。ということは、棡原地区の高齢者は、平均年齢がいちばん高いにもかかわらず、ウェルシュ菌は、若い世代並みに低い数字を記録したのです。このことは、棡原地区の長寿の人々の腸内環境が、とても若々しいということを示しています。

では、いったい何が、棡原地区に暮らす高齢者の腸内を若々しくさせたのでしょうか。

一九五二年にバスが開通するまで、この地域は外部との交通手段に乏しく、交流がほとんどないため、ほぼ完全な自給自足の生活を送っていたそうです。

あわ、ひえ、きび、ソバなど精製されていない雑穀と、たくさんのいもや季節の野菜、豆に大麦、小麦、麴や味噌などを摂り入れた伝統料理の内容をみると、棡原地区の人々の腸力が高い理由がわかります。

たとえば、ほうとうです。ほうとうは、山梨県を中心に冬に食べられている太く平たい手打ち麺を、大根やニンジンなどの根菜類やカボチャなどと一緒に煮込んだ麺料理です。食物繊維が豊富なだけでなく、味噌で味つけするので麴菌や植物性乳酸菌なども摂取できて、腸内環境を整えるのにも効果的です。さらには体をあたためるのにも有用なのです。

同じくこの地域の人々がよく食べていた、春につくるこんにゃく（グルコマンナン）のさしみ、甘酒、甘酒の麹でつくる酒まんじゅう、しめじの油炒めなども、腸内環境をよくするのにうってつけの料理だったのです。とくに甘酒は、冬ばかりではなく夏にも飲むそうです。

秋には酒まんじゅうをつくって秋祭りを祝う。また、酒まんじゅうは、四から一〇月の甘酒の発酵しやすい時期に、一度にたくさんつくるのだそうです。

また家々は、丘陵の傾斜に沿って建っていて、隣の家に行くにも、畑を耕すにも坂を上がったり下がったりするので、かなりの運動量になります。こうした生活を送っている棡原の長寿の人々は、皮膚のシミも少なく、背も曲がらず、とても元気なのでした。

自然と腸力がアップする食生活に、少しキツメの運動を日常的におこなうことが、人々を若く保ち、長寿の原動力となっていたのでしょう。

しかし、交通の便が発達したことなどにより、棡原地区でも変化がおきました。

バスの開通や自家用車の普及により、食事の内容や労働が変化して、都会の生活習慣に近くなってしまったのです。

すると、一九八〇年代には八〇から九〇歳代の親世代よりも、五〇から六〇歳代の子供世代の方が生活習慣病にかかることが多くなり、親よりも先に亡くなってしまうということもおこりました。

そして二〇一八年、あるTV番組で、私が解説者となって桐原地区のことをとりあげました。すると、まだまだこの地区の高齢者は、長寿で元気であり、毎日麦ごはんや味噌汁、ほうとう、酒まんじゅうなどを日常食として、傾斜地での畑仕事をしていました。季節を通じての生活は、昔と比べてもそれほど大きな変化はありませんでした。

TVに出演された高齢者は、本当にお元気でした。

ではここで、桐原地区の昭和のころの四季の食事についてまとめてみましょう。

冬

朝食：でえこ麦と煮込みうどん、里芋煮、削り節、ねぎ味噌、梅干し
昼食：ふかしいも、でえこ麦、味噌汁、漬け物
夕食：煮込みうどん（味噌煮込み）、せいだのたまじ（小じゃがいもの味噌煮）、漬け物

春

朝食：お麦と煮込みうどん、里芋煮、白菜漬け、たくあん
昼食：朝食と同じ
夕食：煮込みうどん、せいだのたまじ、野菜の煮物

夏

朝食：十六麦のあわ飯、里芋煮、漬け物
昼食：十六麦、なすと十六の鉄火味噌、汁もの、漬け物
夕食：煮込みうどん、てんぷら、煮もの、せいだのたまじ、漬け物

秋

朝食：でえこ麦、煮込みうどん、里芋煮、漬け物
昼食：でえこ麦、なすと十六の鉄火味噌、汁もの、漬け物
夕食：煮込みうどん、てんぷら、煮もの、せいだのたまじ、漬け物

＊その他、季節を通して酒まんじゅうを食べる

先にも述べましたが、酒まんじゅうは、四から一〇月の暑く湿度の高い、甘酒の発酵しやすい時期に一度にたくさんつくって、それを一年中食べるのだそうです。

まず、甘酒をつくる。炊いたあたたかいごはんに、よくほぐした米麴と水を混ぜてねかせる。三〇度くらいの温度になって、甘いのを通りこして酒の香りがし、辛くなったときが目安となる。この甘酒をこして、上にたまったものをとっておく。つくった甘酒のなかに小麦粉を振ってねり、一時間ほどねかす。しだいに発酵し、それを適当な大きさにとって丸めてこねて、甘い小豆の粒あんを包みこんで入れる、

というようなつくり方だそうです（『聞き書　山梨の食事』〔農文協刊〕より、引用してまとめた）。

四季を通して腸を守る発酵食の微生物

日本人の腸を守っている発酵食についても考えてみましょう。

健康を保つためにも、季節を通して摂った方がよいのが発酵食品です。高温多湿の日本では微生物が活動しやすいので、発酵食をつくるのにとても適していました。日本では、発酵食品という言葉はあたりまえのように使用されていますが、世界的にみても、発酵食品が特別に多い国の一つといえます。

では、実際に、発酵食品にはどのような微生物が関与しているのか、少し専門的になりますが、その特徴などをみてみましょう（162ページ）。

では、それぞれの微生物がどのように産生に関与しているかもみていきましょう。

まず味噌です。味噌の製造過程では、種麹（麹菌）がおもで、乳酸菌、耐塩性酵

発酵食品の微生物

	微生物	特徴	用途
i	**麹菌** （A.オリーゼ）	① アミラーゼ、プロテアーゼなどの酵素を大量生産する ② 緑色のカビ	味噌、しょう油、清酒、みりん、食酢、漬け物など
ii	**乳酸菌** （L-ブルガリスアなど）	① 糖分から乳酸を生産してpHを低下させる細菌 ② 栄養要求性が高い ③ 酸素があると生育しない	漬け物、ヨーグルト、チーズなど
iii	**納豆菌** （B.サブチリス）	① 耐熱性胞子をつくる好気性細菌 ② 大豆タンパク質を分解してネバネバをつくる	納豆
iv	**パン酵母** （S.セレビシエ）	① 糖分からアルコールを生産する球状の菌類 ② 乳酸菌と競合する	ワイン、ビール、清酒、パン、食酢
v	**耐塩性酵母** 酵母Z.ルキシー 好塩性乳酸菌 乳酸菌T.ハロフィルス	20パーセント食塩存在などで生育不能	しょう油、魚しょう、味噌

『日本の伝統 発酵の科学』中島春柴著（講談社 ブルーバックス刊）より

母も関与しています。

しょう油の製造過程では、種麹（麹菌）がおもで乳酸菌、耐塩性酵母も関与しています。清酒（日本酒）の製造過程では麹菌と清酒酵母が関与しています。ワインは、おもにワイン酵母ということになります。米酢の製造過程においては、麹菌、酵母、酢酸菌が関与しています。一口に発酵食品といっても、さまざまな微生物が関わっているのです。

このようにみていくと、発酵食の多くに麹菌や乳酸菌が関与しているのです。

味噌の重要性をあらためて考える

昔は、味噌を自宅でつくることは、当然のことでした。まずは京丹後地方における味噌のならわしをみてみましょう。

「味噌は、一二月から二月までの吉日を選び、自分の家で収穫した大豆を使って、どこの家庭でもつくった。塩は、かますで俵買いしているが、ときには海水で代用することもある。大豆一升に対し、塩六合と麹七合の割合でつくる。麹は二日間かけて、家のたが（いろりのある居間の天井裏）でつくる。年によって異なるが、味噌桶の封を切って食べはじめるのが翌年の一〇月になる。たいていの家で、大豆五升から六升分くらいつくるならわしである」（『聞き書 京都の食事』〔農文協刊〕より、引用してまとめた）。

現在では、どの家庭でも、工場でつくられた味噌を使用することが、ほとんどだと思います。

昔から家庭では、大豆を蒸したり煮たりしてつぶしたものに、米麹や麦麹と塩を加えて混ぜ、そのまま半年から一年ほど発酵、熟成して味噌をつくっていました。味噌のつくり方を知ることは、麹菌のことを知るためにも重要なので記載しておきましょう。

標準的な自宅での味噌（米味噌）のつくり方（『正しい塩分の摂り方 味噌の力で医者いらず』五明紀春著〔幻冬舎 ルネッサンス新書〕参照）とは、

①製麹《せいぎく》（こうじをつくる）

おもに寒い季節に米を一晩水に漬けた後、蒸す。冷まして、種麹を加える。その後、三〇度位の麹室で、四〇から四八時間置くと米麹ができる。

米麹とは、飯粒に麹菌（カビの一種）を繁殖させたもので、タンパク質を分解する酵素（プロテアーゼ）、油脂を分解する酵素（リパーゼ）、でんぷんを糖化する酵素（アミラーゼ）が豊富にふくまれている（ここで注意していただきたいのは、甘酒と同じように麹にはプロテアーゼが豊富に含まれているのです）。

②大豆の処理

大豆は洗浄後、一晩水につける。十分に水を吸わせてから、蒸すか煮る。白味噌や赤茶色の味噌は、蒸さずに煮るのが一般的。

③混合仕込み

蒸し煮した大豆をすり潰し、米麹、食塩のほか、発酵調整と水分調整のために種水を加え、発酵容器に入れる。

④仕込んだ味噌の温度に注意しながら発酵熟成させる。

麹菌の働きにより、大豆タンパク質からペプチド・アミノ酸が、油脂から脂肪酸・グリセリンが、米でんぷんからブドウ糖（グルコース）へ生成され、麹菌以外にも酵母によるアルコール発酵や乳酸菌による乳酸発酵が並行して進み、味噌に特有の風味が加わっていくのだそうです。

このように、味噌の製造過程をみてもわかるとおり、味噌づくりに意図的に使用されているのが麹菌なのです。

つまり、味噌にとっては麹菌がメインで、乳酸菌は製造過程で加える程度なのです。そしてこの麹菌から産生される酸性プロテアーゼが、ビフィズス菌を増加させるビフィズス因子となって、腸内に働きかけ、結果的に腸内環境を良好に保つように働きかけていると示唆されます。

さらに味噌は、おもな材料により、次の三つに大きく分類されます。

①米味噌：蒸した米に、麹菌を培養した米麹に蒸し煮大豆と食塩を混合してつくったもの
②豆味噌：蒸し煮した大豆に麹菌を培養し、食塩と混合してつくったもの
③麦味噌：蒸した大豆に麹菌を培養した麦麹に、蒸し煮大豆と食塩を混合してつくったもの

そして、①から③を混合した調合味噌もあります。全国では、約八〇パーセントが米味噌を使用しているともいわれています。

日本の長寿地域の、四季を通じた朝・昼・夕の献立をみると、どの地域も味噌は、

ほとんど毎日のように摂られており、年間の味噌の消費量も、現在と比較して二倍以上にもなっていたのです。

ということは、単純に考えれば、ビフィズス菌を増加させるビフィズス因子である、酸化プロテアーゼを現在よりもずっと多く摂っていたと考えられます。

現在の乳酸菌ブームで、乳酸菌が腸を守ってくれているように語られますが、実は、日本人の腸は、昔から麹菌のお世話になっていたのです。

ほとんどの人が、発酵食、麹菌が何となく健康によいことはわかっていると思います。しかし、味噌汁などは日本人にとって当然の食事なので、あまりその健康効果については考えられてこなかったのでしょう。

四季を過ごすなかでも、味噌汁の役割はとても大切です。たとえば夏であれば、熱中症対策として、塩分・水分を比較的多く摂った方がよいので、やや濃いめの味噌汁がよいと考えられます。冬は具だくさんの味噌汁を多く摂れば、お腹もみたされますし、体もあたたまります。

それと同様に、毎日のように日本人は、しょう油を使用しますので、ここでも麹菌のお世話になっているのです。そしてここでも酸性プロテアーゼを摂ることにつながってくるのです。

このような事実をみていくと、ヨーグルトを毎日摂ることより、毎日一汁一から三菜の食事で、味噌汁を摂ることの方が重要であることがわかってくると思います(ただし、味噌汁の事を書いて有名になったある先生の記載では、味噌汁を摂ることで乳酸菌を十分に摂れると述べていましたが、これは正しくありません。麹菌がメインで、乳酸菌はあくまでサブなのです)。

ビフィズス菌と乳酸菌の違いとは

ビフィズス菌と乳酸菌の違いについても述べておきましょう。

というのもビフィズス菌も乳酸菌も善玉菌で何となく腸によいということは、わかっている人が多いとは思いますが、いろいろと異なっているからです。

まずは、ビフィズス菌についてです。

ビフィズス菌の腸内での菌数は一兆から一〇兆個と言われています。大腸内善玉菌での占有率は九九・九パーセントで、大腸内はビフィズス菌が大半を占めることになります。

ビフィズス菌は、乳酸、酢酸を産生し、腸内を酸性にして悪玉菌を増殖させないようにしています。菌の性質としては、酸素のあるところでは生存できず、おもに大腸に生息します。ビフィズス菌も乳酸菌などを産生するので、乳酸菌の一種といってもよいのかもしれません。

一方、乳酸菌の腸内での菌数は一億から一〇〇〇億個と言われています。大腸内善玉菌の占有率は〇・一パーセント。つまり、大腸内の乳酸菌はわずかなのです。乳酸菌は、乳酸のみを産生します。

つまり、乳酸で腸内を酸性にし、悪玉菌を増殖させないようにしているのです。菌の性質としては、酸素があるなかでも生きていられるのです。そして、おもに小

図8　年齢にともなう腸内細菌数の推移

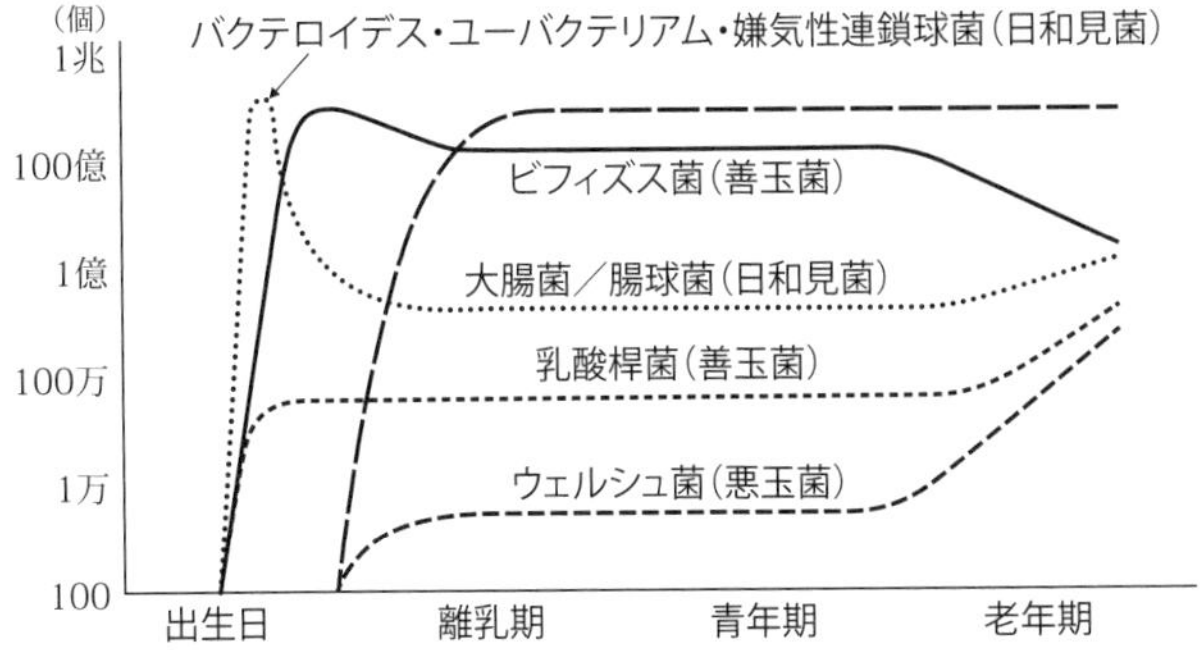

（光岡知足，1972年）

腸に生息しています。

乳酸菌は、ヨーグルトなどに含有される動物性乳酸菌と、漬け物、味噌などに含まれる植物性乳酸菌があります。違いは、植物性乳酸菌の方が、過酷な環境でも生きやすいので、生きて大腸にとどきやすいということでしょう。

乳酸菌とビフィズス菌の大きな違いは、乳酸菌はおもに小腸に生息し、ビフィズス菌は大腸に生息するということです。また年齢によって、ビフィズス菌の占める率がしだいに減少してくるのです（図8）。

このように、腸内に存在するそれぞれの微生物の特徴を知って四季の食事内容を考えるのも、

〝腸寿〟の秘けつかもしれません。

毎日の大麦（スーパー大麦）生活が四季を通して健康に

麦飯の効能についても述べておきましょう。

日本の長寿地域（京丹後、棡原地区）の季節ごとの食事をみてみますと、春、夏、秋、冬ともに主食は、麦飯となっていました。

昔は、米が貴重なこともあり、ふだんの家庭では麦飯（押し麦六と米四のひき割り飯）が主食だったのです。しかし健康長寿の秘密は、この麦飯にあるのかもしれません。

最近の研究では、大麦に含有される水溶性食物繊維の一種であるβ-グルカンの健康効果がいくつも判明してきました。

そのおもな作用として、次のようなものがあります。

①消化管への作用

・整腸作用（プロバイオティクス効果）、腸内細菌による発酵促進
・胃粘膜を保護する作用

②免疫調節作用
・腸管免疫の賦活作用、感染を防御する作用、抗アレルギー効果

③血中コレステロールと脂質の吸収を抑制する作用
・糖代謝や脂質代謝を改善する作用

④血糖値の上昇を抑制する作用、血中インスリン濃度の調整作用
・糖尿病の予防効果

⑤心臓・循環器系の健康維持
・血圧上昇の抑制作用

・脂質代謝の改善作用

まず注目したいのは、β-グルカンが大腸内に存在する善玉菌の栄養源となることです。つまり整腸作用です。

その結果、善玉菌が増殖し、腸内環境が整えられ、病気や老化の原因となる悪玉菌の増加が抑制され、排便力がアップして便秘解消にもつながっていくのです。

近年の研究では、β-グルカンのような水溶性食物繊維が腸内で分解されて、短鎖脂肪酸、とくに酪酸を産生し、制御性T細胞（Tレグ細胞）を増加させて、免疫系を刺激することが感染抵抗力を強める効果や、慢性の炎症を抑制する効果なども報告されています。

現代人の四季を通した食事には、より水溶性食物繊維が豊富なスーパー大麦ごはんがよいのです。

水溶性食物繊維が非常に多い、スーパー大麦（すでにゆでた物）一二グラムを、慢性便秘症の患者さんでマグネシウム製剤を服用している女性三三例に、二八日間にわたって摂取していただき、排便状況、マグネシウム製剤の服用量を調査しました（この検討は、ヘルシンキ宣言にのっとっておこないました）。

その結果、排便状況は改善（排便量が増加）し、マグネシウム製剤を服用する量も、スーパー大麦を摂取する前の〇・八六グラムより、摂取後には〇・六八グラムへと減量が可能となりました。

つまりこの結果は、スーパー大麦を摂ることで、排便状況が改善し、腸内環境も改善したことを示唆する内容だったのです。

そして以前のデータで、スーパー大麦を摂取することで、短鎖脂肪酸のなかの酪酸が増加することが判明しています。この酪酸が、アレルギー疾患や発症をコントロールする制御性T細胞へ関与（栄養分として）していることを考えると、人間の寿命のコントロールにも影響しているとも考えられるのです。麦ごはんは、長寿には必要不可欠なのかもしれません。

オーストラリアで開発されたスーパー大麦（バーリーマックス）は大麦の一種で、一〇〇グラムあたりの食物繊維量は二三グラムと、白米の約四〇倍もあり、大麦β－グルカンという水溶性食物繊維をたくさん含んでいるのが特徴です。また、食物繊維のような働きをする難消化性デンプンを多く含んでいます。

前述のとおり、β－グルカンには、悪玉コレステロール値を下げる、糖質の吸収や食後の血糖値の上昇を抑えるなどの働きがあります。

さらに、スーパー大麦を朝食で食べると、「セカンドミール効果」といって、糖質の吸収を抑える働きが次の食事まで続くため、ダイエットはもちろん糖尿病予防にも効果を発揮します。

ごはんは、白米だけでなく、スーパー大麦を混ぜて麦ごはんにしていただきましょう。

茶碗一杯で約四・六グラムの食物繊維を摂ることができます。スーパー大麦が手に入りにくいという方は、同じようにβ－グルカンがたくさん含まれているもち麦や押し麦で代用してください。スーパー大麦ごはんのつくり方と、手軽につくれる料理を紹介しておきましょう。

スーパー大麦ごはん

・材料
米、一合
スーパー大麦、大さじ四
水、米を炊く分の水＋スーパー大麦を炊く分の水八〇ミリリットル

・つくり方
①米を研いで炊飯器に入れる
②炊飯器に一合の目盛まで水を入れる
③スーパー大麦とスーパー大麦分の水を入れる
④炊飯する

＊スーパー大麦は研ぐ必要はありません。

スーパー大麦の地中海サラダ

・材料

スーパー大麦、五〇グラム

アボカド、一個

トマト、一個

アンチョビ、三枚

ディルやパセリなどのハーブ、二枚

レモン汁、大さじ一杯

エキストラバージン・オリーブオイル、大さじ三杯

塩コショウ、少々

・つくり方

①スーパー大麦は柔らかくなるまで茹で、水洗いして荒熱をとる。アボカドは皮と種を外してひと口大に、トマトはヘタをとってひと口大に切っておく。

②刻んだアンチョビにレモン汁、エキストラバージン・オリーブオイルを混ぜ合わせて塩コショウで調味し、①と葉先をつまんだハーブを和える。

新伝統食のススメ

二つの長寿地域の代表的な四季の食スタイルには、昭和の時代ではありましたが、さまざまな共通する食材が存在していました。

それらをみていくと、現在とは異なり、ほぼ三食が麦めし（いわゆるひき割りめし）でした。そして、味噌汁か味噌を使用した副食（そうざい）があり、さらにそれぞれの季節につくられる漬け物も、三食ごとに摂っていました。

現在の食事のように、肉類や乳製品は、あまり摂ってはいませんが、豆類や魚介類などで、それなりにタンパク質も摂取していたのです。そして、この二つの地域の長寿（一〇〇歳長寿も含む）の方の体の基本をつくってきたといっても過言ではないのです。小さい時に始まった食習慣は、そう大きく変化するものではないと考えられます。

現在、日本人の食における平均摂取量のなかで、おもに不足している成分は、食物繊維でした。また過剰なのは塩分や動物性脂肪などです。

そして肥満を含むメタボリックシンドロームや糖尿病が増加傾向にあり、便秘症や、炎症性腸疾患（潰瘍性大腸炎・クローン病など）、大腸癌の増加などを考え合わせると、動物性脂肪・タンパク質の摂りすぎがとてもに気になります。

必ずしも、昭和のころの食事内容がすべて健康によいわけではないのですが、食物繊維、植物性タンパク質、発酵食などは、大いに参考になるのです。

そしていわゆる伝統食を上手にアレンジして摂れれば、気候が劇的に変化している日本でも、長寿（＝腸寿）へと結びついていくことでしょう。

そこで最後に、新たな養生法における新伝統食を提案したいと思います。

新伝統食の朝・昼（間食）・夕

・朝食
卵かけごはん（ごはんはスーパー大麦ごはん）
味噌汁
漬け物

また、塩分抑制を望む人は「フルーツ食」で。
キウイフルーツ　二個
バナナ　一本
茶　一杯

・昼食
雑穀米おにぎり（スーパー大麦入り）　一から二個
味噌汁（外食であれば、コンビニのインスタント味噌汁も可）
野菜サラダ（エキストラバージン・オリーブオイルがけ）

リンゴ丸ごと一個

・間食
甘酒・酒まんじゅう
ドライフルーツ（プルーン・干し柿　etc）
ナッツ類（アーモンド・ピーナッツ　etc）

・夕食
スーパー大麦ごはん
具だくさんの味噌汁
漬け物
魚類または肉類のそうざいを一日おき、野菜炒め又は野菜サラダ・煮物
豆腐半丁（冷やっこ又は味噌汁内へ）

夏は体を冷やさない物、冬は体をあたためる物を中心に摂りましょう。また使用する油は、ほぼ基本はエキストラバージン・オリーブオイル、場合によっては少量のゴマ油（香りづけのみ）、日本人特有の甘じょっぱい味にしたいのであれば、砂糖を使わずにオリゴ糖を使用するのがいいでしょう。

このような内容をよくみると、私が提案してきた地中海式和食に近いのです。そして地中海食は、世界的にも認められているように長寿食と言われています。また日本の気候とも似ていますので、私の提案する新伝統食も長寿食と言えるでしょう。

あとがき

貝原益軒の書いた『養生訓』は、現代の日常生活を良好に保つうえでも、すばらしいヒントを与えてくれます。その一つが「腹八分目」です。しかし、益軒が生きていた江戸時代と違っているのは、一年の気候のあり方が大きく変化してきていることです。

本文でも述べてきたとおりですが、この一〇〇年の間に、日本の平均気温は一度以上も上昇しています。さらに今年は、一〇月に入っても都心の最高気温が三〇・三度（二〇一九年一〇月五日）と夏日を記録してさえいるのです。そして一〇月一二日から一三日にかけて日本を襲った超大型の台風一九号は、いままでの経験では考えられないほどの大雨を降らせました。

このような気候の変化が激しい状況下で、季節を通して、快適に健康的に過ごすにはどうしたらよいか、というテーマで書いたのが本書です。

したがって、従来の養生法の本とは、だいぶ異なることが書いてあります。しかし、それだって現在の気候の激変を考えるには、不十分なのかもしれません。今後、さらに気候が変化していくのであれば、いずれ、新たな内容をつけ加えなければならないときがくるでしょう。

日本人は、五〇年前と比較してもかなり長寿になりました。現在では、人生一〇〇年時代とも言われています。本書で語ってきた「新たな養生法」の考え方が、その一〇〇年を健康的に元気に生き抜くための一助になることを願っています。

最後になりましたが、本書をつくるにあたり、多大な力を与えていただいた平凡社新書編集部の和田康成氏に心から御礼申し上げます。

二〇一九年一一月

松生恒夫

【著者】
松生恒夫（まついけ つねお）
1955年東京都生まれ。松生クリニック院長。医学博士。80年、東京慈恵会医科大学卒業。同大学第三病院内科助手、松島病院大腸肛門病センター診察部長を経て、2004年1月より現職。日本内科学会認定医、日本消化器内視鏡学会専門医・指導医、日本消化器病学会認定専門医。『老いない腸をつくる』『老いない人は何を食べているか』（ともに平凡社新書）、『腸はぜったい冷やすな!』（光文社新書）、『日本一の長寿県と世界一の長寿村の腸にいい食事』（PHP 新書）など著書多数。

平凡社新書932

「腸寿」で老いを防ぐ
寒暖差を乗りきる新養生法

発行日――2020年1月15日　初版第1刷

著者――松生恒夫
発行者――下中美都
発行所――株式会社平凡社
東京都千代田区神田神保町3-29　〒101-0051
電話　東京（03）3230-6580［編集］
東京（03）3230-6573［営業］
振替　00180-0-29639
印刷・製本―株式会社東京印書館
装幀――菊地信義

ISBN978-4-582-85932-4
NDC 分類番号498.38　新書判（17.2cm）　総ページ192
平凡社ホームページ　https://www.heibonsha.co.jp/

平凡社新書　好評既刊！

884 新版 死を想う　われらも終には仏なり　石牟礼道子　伊藤比呂美
日本を代表する詩人と、水俣病を通して死を見つめ続けた作家による魂の対話。

888 カラー版 絵はがきの大日本帝国　二松啓紀
三九〇点の絵はがきコレクションを道標に、大日本帝国の盛衰を一望する。

890 シニア鉄道旅のすすめ　野田隆
フリー切符の上手な使い方から豪華列車に至るまで、新たな大人の鉄道旅を提案！

892 バブル経済とは何か　藤田勉
地政学リスク、AI革命など、様々な観点からバブル発生と崩壊のリスクを探る。

893 経済学者はこう考えてきた　根井雅弘
経済学者の思想や学説の違いなど、経済思想史家の立場から経済学の初歩を説く。

895 公文書問題と日本の病理　松岡資明
権力の中枢で何が起きているか。公文書問題の核心を衝き、病根を抉る。

896 三島由紀夫と天皇　菅孝行
天皇制と民主主義、対米従属と国粋主義。三島が見抜いた戦後史の欺瞞とは何か。

901 ミステリーで読む戦後史　古橋信孝
ミステリー小説は戦後社会をどう捉えてきたか？　10年単位で時代を振り返る。